Hefte zur Zeitschrift „Der Unfallchirurg“

Herausgegeben von:
L. Schweiberer und H. Tscherne

235

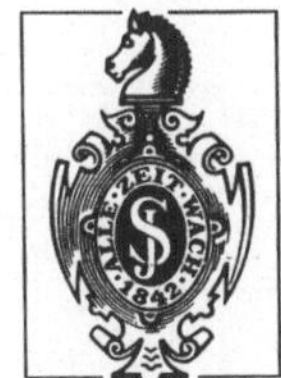

H. Knaepler · T. v. Garrel · L. Gotzen

Untersuchungen zur Desinfektion und Sterilisation allogener Knochentransplantate

Mit 44 Abbildungen und 11 Tabellen

Springer-Verlag

Berlin Heidelberg New York
London Paris Tokyo
Hong Kong Barcelona
Budapest

Reihenherausgeber

Professor Dr. Leonhard Schweiberer
Direktor der Chirurgischen Universitätsklinik München Innenstadt
Nußbaumstraße 20, D-80336 München

Professor Dr. Harald Tscherne
Medizinische Hochschule, Unfallchirurgische Klinik
Konstanty-Gutschow-Straße 8, D-30625 Hannover

Autoren

PD Dr. Harald Knaepler
Kreiskrankenhaus Wetzlar, Unfallchirurgische Klinik
Forsthausstraße 1, D-35573 Wetzlar

Dr. Thomas v. Garrel
Dr. Leo Gotzen
Klinik für Unfallchirurgie
Philipps-Universität Marburg
Baldingerstraße, D-35043 Marburg

ISSN 0945-1382
ISBN-13:978-3-540-57522-1

Die Deutsche Bibliothek – CIP-Einheitsaufnahme
Knaepler, Harald; Garrel, Thomas v.; Gotzen, Leo: Untersuchungen zur Desinfektion und Sterilisation allogener Knochentransplantate / Harald Knaepler. – Berlin; Heidelberg; New York; London; Paris; Tokyo; Hong Kong; Barcelona; Budapest: Springer, 1994
(Hefte zur Zeitschrift „Der Unfallchirurg"; 235)
ISBN-13:978-3-540-57522-1 e-ISBN-13:978-3-642-78691-4
DOI: 10.1007/978-3-642-78691-4

NE: Hefte zur Unfallheilkunde

Satz: Fa. M. Masson-Scheurer, D-66424 Homburg/Saar
SPIN: 10077782 24/3130 – 5 4 3 2 1 0 – Gedruckt auf säurefreiem Papier

Vorwort

Die allogene Knochentransplantation ist eine seit Jahrzehnten weltweit angewendete Methode zur Füllung ossärer Defekte. In der Bundesrepublik Deutschland wurden Ende der 80er Jahre jährlich ca. 15.000–20.000 allogene Knochen transplantiert, in den USA wird diese Zahl auf etwa 150.000 geschätzt.

Erst mit der ersten nachgewiesenen Übertragung von HIV mit einem allogenen Knochentransplantat im Jahre 1988 wurde das zentrale Problem dieser Methode, nämlich die Möglichkeit der Übertragung viraler und bakterieller Krankheitserreger vom Spender auf den Empfänger, ins breite Bewußtsein gerufen. In den USA wurden daraufhin strenge Vorschriften bei der allogenen Knochentransplantation angeordnet, die in der Bundesrepublik Deutschland 1990 weitgehend übernommen wurden.

Ein deutlicher Rückgang der allogenen Knochentransplantation war die Folge.

Die öffentlichen Diskussionen über HIV-infizierte Blutkonserven Ende 1993 führten zusätzlich zu einer allgemeinen Verunsicherung der Patienten und Ärzte, zusätzliche gesetzgeberische Auflagen im Transfusions- und Transplantationsbereich werden die Folge sein. Auch die Veröffentlichungen über angeblich kommerziellen Handel mit Leichenfaszien oder Knochen erschweren die Arbeit der teils regional organisierten Knochenbanken.

Aus medizinischen wie forensischen Gründen ist daher davon auszugehen, daß die kryokonservierten allogenen Knochentransplantate nur noch seltener und dann unter strengsten Kautelen zur Anwendung kommen können. Da jedoch die medizinische Notwendigkeit von Knochentransplantationen unverändert besteht, müssen Alternativen gesucht werden.

Untersuchungen zur Desinfektion oder Sterilisation allogener Knochentransplantate sind von verschiedenen Arbeitsgruppen international seit Jahren durchgeführt worden. Anerkannte verbreitete Verfahren sind jedoch noch nicht gefunden worden.

Die vorliegende Arbeit wurde mit der Zielsetzung durchgeführt, ein praktikables Verfahren zur Desinfektion allogener Knochentransplantate zu finden, das eine HIV-Sicherheit, aber auch eine Aktivierung anderer relevanter viraler und bakterieller Erreger garantiert und dabei die biologische Wertigkeit des Transplantates nicht zu sehr schädigt. Hierfür wurde eine interdisziplinäre Arbeitsgruppe aus Unfallchirurgen, Virologen, Mikrobiologen, Pathologen und Biomechanikern gebildet, die in verschiedenen Zentren arbeiten.

Untersucht wurden bekannte, aber auch neue chemische und physikalische Verfahren auf Desinfektionssicherheit, Praktikabilität und ihre Auswirkung auf die biomechanische und biologische Qualität der Transplantate.

Als einzig geeignetes Verfahren, das auch im Sinne des lokalen „bone banking“ in der Klinik einsetzbar ist, wurde das Thermodesinfektionsverfahren mit einer Arbeitstemperatur von 80° entwickelt. Es wird im Anhang mit Erläuterungen der technischen Voraussetzungen vorgestellt.

Die Autoren sind der Meinung, daß dieses Verfahren medizinisch wie forensisch das Problem der allogenen Knochentransplantation lösen kann. Das Marburger Knochenbanksystem wird zur Zeit in etwa 60 Kliniken in Deutschland eingesetzt. Die eigenen Erfahrungen mit bisher über 200 Transplantationen zeigen dabei keine höhere Komplikationsrate im Vergleich zu den unbehandelten kryokonservierten Transplantaten. Auch die Resonanz der anderen Kliniken, wobei hauptsächlich größere unfallchirurgische und orthopädische Zentren das System übernommen haben, ist bisher positiv. Einige Anwender haben bereits ihre guten klinischen Ergebnisse veröffentlicht. Ein großes Interesse an diesem System auch aus dem Ausland zeigt die Internationalität dieses Problems.

Wetzlar, im Januar 1994

Für die Autoren
Harald Knaepler

Inhaltsverzeichnis

1 Einleitung

1.1 Historischer Überblick über die Entwicklung der Knochentransplantation

Das Problem, knöcherne Defekte infolge Frakturen, Pseudarthrosen, Knochenzysten oder Tumoren zu überbrücken, ist so alt wie die Chirurgie selbst. Schon früh befaßte man sich daher mit der Lösung dieser Probleme, da andernfalls oft nur die Amputation der betreffenden Gliedmaße verblieb.

Die erste historisch belegte Knochentransplantation wurde von dem holländischen Arzt Job van Meekeren [315] durchgeführt. Er transplantierte einem russischen Adeligen zur Deckung eines Kalottendefekts einen Teil eines Hundeschädelknochens. Die erste über Einzelfallbeschreibungen hinausgehende Veröffentlichung über osteogenetische Mechanismen stammt von Duhamel du Monceau [73]. Dieser beobachtete 1742 an periostal verpflanzten Silberdrähten eine Knochenneubildung. Es folgten weitere Arbeiten von Haller 1763 [116], Heine 1842 [123] und Flourense [92], die alle dem Periost die entscheidende Mitwirkung bei der Knochenneubildung zuerkannten. Die erste autogene Knochentransplantation wurde von Walter 1820 [322] durchgeführt, die erste allogene von dem Schotten Macewen 1880 [196]. Einen entscheidenden Beitrag zur wissenschaftlichen Lehre der Knochentransplantation leistete 1858–67 der Franzose Ollier [225] mit seinen tierexperimentellen Arbeiten über die Knochenregeneration. Er unterschied erstmals zwischen körpereigenen (autogenen), artgleichen (allogenen) und artfremden (xenogenen) Transplantaten. Den autogenen Transplantaten sprach er die Fähigkeit zu, daß diese periostgedeckt überlebensfähig seien, wobei die Knochenhaut die Hartsubstanz ernähre. Für die Knochenernährung seien darüber hinaus jedoch auch das Haaver-Kanalsystem und das Endost wichtig. Ollier gilt seitdem als Begründer der sog. Osteoblastenlehre. 1893 wurden diese Erkenntnisse von Barth [17] in Frage gestellt. Aufgrund seiner Untersuchungen mit replantierten Schädelfragmenten stellte er fest, daß sowohl der transplantierte Knochen, als auch das Periost nach der Transplantation absterben und durch neuen Knochen aus dem Wirtslager ersetzt werden. Einen Unterschied bei den verschiedenen Transplantatformen (autogen, allogen und xenogen) konnte er nicht feststellen. Er prägte erstmals den Begriff des „schleichenden Ersatzes“ des transplantierten Knochens, den 1914 Phemister [233] wieder aufgriff. Barth gilt mit dieser Theorie als Begründer der „Metaplasielehre“. Sie geht demnach von einer Umwandlung des Lagerbindegewebes in differenziertes, zur Knochenneubildung fähigen Gewebes aus.

Um 1900 griff G. Axhausen [10] nach tierexperimentellen Untersuchungen und anhand von humanen Präparaten die Theorien von Ollier wieder auf. Er stellte fest, daß der Knochen zwar nach der Transplantation abstirbt, daß aber vom Periost sowohl eine appositionelle Knochenneubildung als auch eine Resorption und ein

Umbau des avitalen Knochens ausgehen. In der Einheilungsdynamik fand er dabei nur graduelle Unterschiede zwischen dem allogenen und autogenen Präparat. Das xenogene Transplantat zeigte dagegen keinerlei osteogenetische Potenz.

Die Ergebnisse dieser Untersuchungen wurden später von mehreren Autoren bestätigt [18, 94, 110, 200, 202, 264, 289, 300, 332], wobei Lexer [186] sicher der renommierteste war. Dieser hatte in seinen Arbeiten um 1910 eine Wertigkeitsskala der einzelnen Transplantatformen erstellt, wobei der autogene, periostgedeckte Knochen den höchsten Stellenwert, der mazerierte den niedrigsten zuerkannt bekam. Lexer war auch der Erste, der das Wirtslager und dessen Beschaffenheit in seine Überlegungen miteinbezog. Er unterteilte dabei in ein ersatzstarkes, ein ersatzschwaches und ersatzunfähiges Lager. Diese Einteilung hat sich bis heute als sinnvoll erwiesen. Lexer kam auch der Verdienst zu, in seinem Standardwerk *Die freie Transplantation* [187] eine Sammelstatistik von über 1000 klinischen Knochentransplantationen vorgelegt zu haben. Wegen der fehlenden Konservierungsmöglichkeit der allogenen Transplantate wurde dennoch in den nächsten Jahren der autogenen Knochentransplantation der Vorzug gegeben.

In der ersten Hälfte des 20. Jahrhunderts gab es dann eine Fülle von Veröffentlichungen zur Knochentransplantation, bis hin zur Transplantation ganzer Gelenke [66, 128, 149, 185, 221, 333]. Bereits Lexer verwendete die Knochentransplantationen zur Pseudarthrosenbehandlung, indem er einen kortikospongiösen Span, den sog. „Lexer-Prügel" in den Defekt einbettete. Phemister [233] verwendete ebenfalls einen kortikospongiösen Span, während Matti [203] reine Spongiosa implantierte.

Mit der Einführung der stabilen Osteosynthese kam die Knochentransplantation immer stärker zur klinischen Anwendung [50, 93, 126, 180, 234]. Die allogene Knochentransplantation war jedoch erst dann in größerem Umfang möglich, als geeignete Konservierungsverfahren gefunden werden konnten. Bereits Ollier [225] und Grohe [110] hatten die Bedeutung der Kühllagerung erkannt, Carell [53], Inclan [139], Wilson [329] und vor allem Bush [48] und Bush u. Garber [49] hatten jedoch erstmals systematisch die Kältekonservierung angewendet und damit die modernen Knochenbankverfahren eingeführt. Durch die Tiefkühlung konnten nun die Transplantate beliebig lange gelagert und auch die Ergebnisse der serologischen Untersuchungen der Spender abgewartet werden. Die Zahl der Veröffentlichungen über positive Erfahrungen mit der allogenen Knochentransplantation nahm deutlich zu [1, 26, 106, 111, 162, 176, 198, 235, 281, 289, 301].

Die technische Handhabung des „bone banking" zeigte jedoch erhebliche Unterschiede, da bis zu den 80er Jahren weder in den USA noch in der Bundesrepublik Deutschland verbindliche Richtlinien vorgegeben wurden [5, 331].

Neben der Kryokonservierung wurden auch andere Konservierungsmaßnahmen erarbeitet, die teilweise auch desinfizierend oder bakterizid wirken sollten. Antibiotikazusätze [254], Merthiolat [247], Cialit [112], Einbettung in Polymethylmetacrylat, Palacos oder Kunststoff [115, 134] konnten sich ebensowenig durchsetzen, wie das hauptsächlich im russischen Raum benutzte Formaldehyd [303]. Peressigsäure wurde von Versen u. Starke [317] sowie Versen et al. [318] zusammen mit Antibiotikaspülung experimentell erprobt und klinisch eingesetzt.

Das Hauptproblem der meisten Substanzen waren ihre Auswirkungen auf die Eiweißstrukturen der Knochenmatrix bzw. ihre Toxizität und, wie sich oft erst später herausstellte, ihre Kanzerogenität [127, 321].

Eine andere Form der Konservierung ist die Lyophilisation, eine Gefriertrocknung, die den Vorteil hat, daß der Knochen auch bei Raumtemperatur gelagert werden kann [262]. Kreuz et al. [173] und insbesondere Urist et al. [311], die diese Präparate noch zusätzlich behandelten (AAA-bone), berichteten über gute Erfolge. Ritter [250] entwickelte ein lyophilisiertes xenogenes Präparat, den sog. „Ampullenspan".

Die Mazeration stellt ein Verfahren dar, bei dem die organischen Bestandteile des Knochens entfernt werden [191]. Bereits Ollier [225], Axhausen [11] und Lexer [186] beschrieben die schlechte Einheilung von mazerierten Knochenspänen. Bauermeister [20, 21], Maatz [193], Lentz [181] sowie Maatz et al. [195] sprachen diesem Transplantat hingegen ein gutes Einheilungsverhalten zu. Nachfolgende Arbeiten [65, 269] bestätigten diese Untersuchungen, so daß der sog. Kieler Knochenspan bis etwa 1970 eine weite Verbreitung fand. Nach den Arbeiten von Schweiberer [273], Salama [263] und Bösch et al. [28], die nachwiesen, daß der Kieler Knochenspan der Knochenneubildung eher hinderlich sei, wurde diese Transplantatform wieder verlassen.

Schon früh wurde die Gefahr der Übertragung von Krankheitserregern mit dem Transplantat erkannt. Lo Grippo et al. [189] versuchten bereits eine Knochendesinfektion mit β-Propriolacton. Wegen seiner später diskutierten mutagenen Eigenschaften mußte er nach klinischen Erfolgen diese Methode jedoch verlassen [127].

Auch Glutaraldehyd [217], Äthylenoxid [59, 236, 237] und Alkohol [199] wurden als Desinfizienzen eingesetzt, wobei neben den toxischen und mutagenen Eigenschaften [32] auch die Eindringtiefe [236] als Hauptproblem dieser Desinfektionsart gesehen wurden.

Experimentelle und klinische Untersuchungen zur Knochendesinfektion durch ionisierende Strahlen wurde hauptsächlich von Munting et al. [217], Meznik et al. [206], Kommender et al. [168], Hernigou et al. [129] und Tomford et al. [296] durchgeführt. Die verwendeten Strahlendosen betrugen bis zu 20 kGy, die klinischen Erfolgszahlen wurden mit bis 85% angegeben [30, 69, 171, 197, 313, 326]. Eingehende Nachweise zur Erregerinaktivierung in Abhängigkeit zur Strahlendosis fehlen jedoch meistens [296].

Die thermische Desinfektion wurde ebenfalls vielfach und teilweise mit widersprüchlichen Aussagen zur klinischen Wertigkeit untersucht [279, 280, 295, 328]. Insbesondere die Autoklavierung als einzige sichere Methode der Sterilisation wurde und wird, zumeist in Einzelfällen, klinisch angewendet. Die Abnahme der biomechanischen Festigkeit und die Zerstörung der Proteinstrukturen begründen wahrscheinlich die unterschiedliche Einschätzung der klinischen Anwendbarkeit [146, 153, 164, 166, 270, 286, 287, 324].

Die Osteoblastenlehre von Ollier [225] und die Metaplasielehre von Barth [17] standen sich lange Zeit unvereinbar gegenüber. Beiden Theorien gemeinsam war lediglich die Annahme, daß resorbierte, nekrotische Knochensubstanz eine aktivierende Wirkung auf spezifische und unspezifische knochenbildende Zellen ausübt. Auf der Suche nach einem spezifischen osteoinduzierendem Faktor war es insbesondere Levander [183, 184], der hierzu zahlreiche tierexperimentelle Versuche unternahm. Auch andere Autoren versuchten, die Existenz eines solchen Faktors zu beweisen [6,

222]. Nachdem Injektionsversuche mit einem alkoholischen Knochenextrakt zu einer Knochenneubildung in einer Muskeltasche geführt hatten, meinten einige Untersucher, nun den Beweis der Existenz eines solchen Faktors erbracht zu haben [179, 219, 259, 328]. Nachdem Heinen et al. [124] jedoch zeigen konnten, daß die Knochenneubildung auch durch die Injektion einer Alkohollösung ohne Knochenextrakte möglich war und diese sogar durch Implantation von Harnleiterepithel gelang, mußte diese Beweisführung wieder fallen gelassen werden [132, 244].

W. Axhausen [12–15], einem Sohn von G. Axhausen [10], ist es zu verdanken, daß beide Theorien der Knochenneubildung zu einer Synthese zusammengefaßt werden konnten. Er griff die Versuche von Orell [226] wieder auf und transplantierte im Hundeversuch kryokonservierten Knochen in Muskeltaschen und konnte nach 3–4 Wochen eine Knochenneubildung feststellen. Da sich diese von der Osteogenese nach Transplantation frischer autogener Transplantate, die bereits nach 4–5 Tagen einsetzt, unterschied, deutete er diese Knochenneubildung als zweiphasiges Geschehen.

In der 1. Phase erfolgt die Knochenneubildung bei frischen auto- und allogenen Präparaten durch die Osteogenese überlebender Osteoblasten, während in der 2. Phase nach 3–4 Wochen eine Osteoinduktion vom mesenchymalen Wirtslager ausgeht [12, 274]. Diese Osteoinduktion ist mit dem Abbau und der Resorption des Transplantats gekoppelt. Chalmers [56] bestätigte 1959 diese Vermutungen, wobei beide Autoren die 1. Phase als die intensivere werteten.

Die Versuche von Goldhaber [105] mit den Miliporekammern, die auch von zahlreichen anderen Autoren nachvollzogen wurden [74, 243, 258, 277], zeigten einerseits ein Überleben von Osteoblasten im frischen autogenen Transplantat, andererseits eine induzierte Knochenneubildung außerhalb der für Zellen nicht durchdringbaren Kammer.

Nach Schweiberer [272, 274] und Burwell [40, 41, 43, 44] sowie zahlreichen weiteren Autoren [67, 130, 176] ist die Osteogenese beim frischen Transplantat demnach zweiphasig und setzt durch teilweise überlebende Osteoblasten nach 4–5 Tagen ein. Während sich diese Osteogenese beim autogenen Transplantat fortsetzt, sterben durch Immunreaktionen beim allogenen Transplantat die Zellen nach 10–12 Tagen ab, der Knochen wird abgebaut. Nach 4–6 Wochen setzt dann bei beiden Transplantatformen die 2. osteoinduktive Phase ein.

Diese osteoinduktiven Substanzen sind seitdem Ziel intensiver Forschungen [214, 242, 245, 275, 292–294], wobei die erste Extraktion eines osteoinduktiven Proteins, des „bone morphogenetic proteins" (BMP), durch Urist [145, 308, 312] besondere Erwähnung verdient. 1988 wurde dieses erstmals erfolgreich bei der klinischen Frakturbehandlung eingesetzt [145]. Eine breite klinische Anwendung dieser Substanzen hat sich bisher jedoch wegen der komplizierten und teuren Gewinnungsverfahren noch nicht durchgesetzt (pers. Mitteilung Urist 1989).

Durch die heute übliche Kryokonservierung der allogenen Knochentransplantate muß davon ausgegangen werden, daß die 1. osteogenetische Phase entfällt, da durch die Konservierungsmaßnahmen die Zellen avital werden [113, 114]. Lediglich die Einflüsse der Konservierungsverfahren und der Lagerungszeit sind noch nicht abschließend beurteilbar [8, 51, 77]. Bei diesen Transplantationsformen müssen auch, wie es bereits Lexer [187] tat, das Wirtslager und die Transplantatstruktur (kortikal, spongiös, gemahlen, Chips, Block u.ä.) berücksichtigt werden [118, 131].

Die Vermutungen von Medawar [205], daß immunologische Vorgänge bei der frischen allogenen Transplantation auch über Erfolg oder Mißerfolg des Transplantationsergebnisses entscheiden, wurden bereits von Burwell [42], Burwell u. Gowland [45, 46], Burwell et al. [47], Chalmers [56], Curtiss u. Herndon [63] und anderen bestätigt [31, 64, 84, 96, 218].

Das kältekonservierte Transplantat weist eine schwächere Immunität auf. Ob diese Tatsache einen positiven oder negativen Einfluß auf das Einheilungsverhalten hat, war ebenfalls Ziel zahlreicher Untersuchungen [133, 254] und wurde jedoch bis heute nicht völlig geklärt. Insbesondere wird der positive Einfluß einer geringen Immunität auf die Phase II vermutet.

Nachdem sich das kryokonservierte allogene Knochentransplantat inzwischen in der klinischen Routine weltweit bewährt hatte, war das Ziel der jüngsten Untersuchungen in verstärktem Maße, die Lagerungsbedingungen [7, 251, 256, 297] und die Indikationen zu untersuchen. Insbesondere in der Abgrenzung des klinischen Einsatzes zur autogenen Knochentransplantation zeigte sich bisher keine einheitliche Lehrmeinung [7, 176, 275].

Durch die zunehmende Inzidenz HIV-infizierter Patienten [2] und nach Bekanntwerden der HIV-Übertragungsmöglichkeit mit dem allogenen Knochentransplantat [54] entwickelte sich eine verstärkte Diskussion über das „bone banking" und die Indikationen dieser Transplantatformen [155].

1.2 Umfang und Technik der allogenen Knochentransplantationen in der BRD

Um den Umfang und die derzeit in der Bundesrepublik Deutschland gebräuchlichen Techniken der allogenen Knochentransplantationen bzw. der Knochenbanksysteme aufzuzeigen, wurde von der Klinik für Unfallchirurgie der Phillips-Universität Marburg im Februar 1989 ein Fragebogen an 1001 chirurgische Kliniken und unfallchirurgische Abteilungen, mit mehr als 60 Betten, versandt [159]. Als Erhebungsjahr wurde 1987 ausgewählt. Der Fragebogen enthielt 4 Komplexe:

1. Transplantatauswahl und -behandlung
2. Spender- und Empfängeruntersuchungen
3. Transplantatverpackung und Lagerung
4. Mögliche Änderungen der Knochenbanktechniken aufgrund der HIV-Problematik

Von den 1001 angeschriebenen Kliniken hatten 464 (46,4%) den Fragebogen ausgefüllt zurückgesandt, wobei die Auswertung anonym erfolgte. Auf die Bettenzahl der Kliniken umgerechnet bedeutet dies, daß von ca. 79000 chirurgischen Krankenhausbetten etwa 39000 (49,5%) erfaßt werden konnten.

Nach dieser Umfrage wurden im Erhebungsjahr in diesen 464 Kliniken 14715 (70%) autogene, 6189 (29,5%) allogene und 97 (0,5%) xenogene Knochentransplantationen durchgeführt. Dabei verwendeten 39% dieser Kliniken ausschließlich autogene und 5% keine Knochentransplantationen. Diese Kliniken verfügten demnach über keine Knochenbank; 45% der Kliniken verwendeten u.a. allogene Knochentransplantate unter Benutzung einer Knochenbank (Abb. 1). Die übrigen Kliniken be-

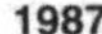

Autogen: 14715 **Allogen: 6169**

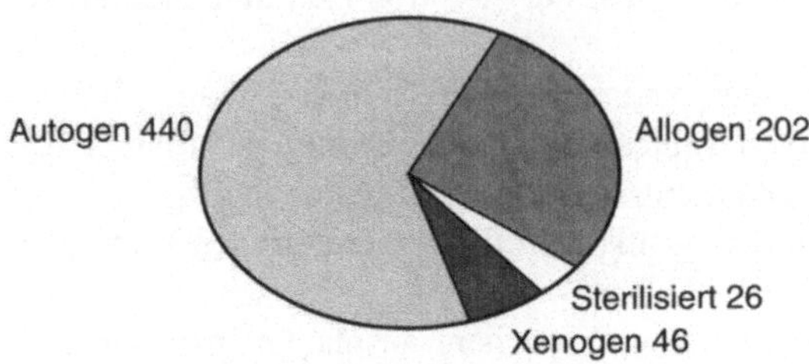

Mehrfachnennungen möglich

Abb. 1. Übersicht der Knochentransplantatsauswahl an 464 chirurgischen Kliniken in der BRD

nutzten xenogene Transplantate oder Knochenersatzstoffe oder machten hierzu keine Angaben.

Unter Berücksichtigung, daß 54% der Kliniken nicht geantwortet hatten und die orthopädischen Kliniken nicht angeschrieben wurden (21500 Betten nach Angaben des Statistischen Bundesamtes), erscheint eine Schätzung von ca. 15000–20000 allogenen Knochentransplantationen pro Jahr in der Bundesrepublik Deutschland gerechtfertigt. Zur Trendanalyse wurde auf die Frage der zukünftigen Transplantatauswahl von den 202 Kliniken, die allogene Knochentransplantationen verwendeten, 80mal ein gleichbleibender Trend, 63mal eine zunehmende Auswahl und 48mal eine abnehmende Tendenz angegeben.

Jerosch et al. [143] führten 1990 eine Fragebogenaktion an 1350 chirurgischen, unfallchirurgischen und orthopädischen Kliniken in der ehemaligen Bundesrepublik durch. 471 (49%) der 961 antwortenden Kliniken betreiben eine Knochenbank mit etwa 71000 autogenen und 25000 allogenen Transplantationen im Jahr. Bei der überwiegenden Mehrheit dieser Knochenbanken (>98%) wird der Knochen sekundär nicht sterilisiert [143].

Trotz dieser hohen Zahl durchgeführter allogener Transplantationen war aus den Umfrageergebnissen kein einheitliches Konzept in der Knochenbanktechnik erkennbar. Insbesondere die Untersuchungen des Spenders auf übertragbare virale und bakterielle Erkrankungen wurden sehr unterschiedlich gehandhabt. So wurden die Spender in 12% der Kliniken nicht auf Hepatitis B untersucht, 17% führten keine primäre HIV-Testung, 90% keine Wiederholungstestung durch.

Bei 26% der Kliniken wurden keine bakteriellen Abstrichuntersuchungen des Transplantats vorgenommen. Auch eine histologische Untersuchung des Transplantats zum Ausschluß einer möglichen Tumortransplantation wurde nur in 23% der Fälle durchgeführt (Tabelle 1).

Die Umfrage zeigte, daß in der Bundesrepublik Deutschland die allogene Knochentransplantation zwar eine weite Verbreitung findet, die Knochenbanktechnik je-

Tabelle 1. Durchgeführte Untersuchungen am Knochenspender und am allogenen Transplantat vor der allogenen Transplantation (Daten von 209 chirurgischen Kliniken, die eine Knochenbank betreiben)

	Ja		Nein	
	Anzahl	[%]	Anzahl	[%]
Hepatitis	184	88	21	10
HIV	174	83	31	15
Lues	162	78	43	21
Bakteriologie qualitativ	155	74	50	24
Rhesusfaktor	61	29	134	64
Histologie	48	23	157	75
Blutgruppen	45	22	152	78
Bakteriologie quantitativ	45	22	160	77
Bakteriologie als Zwischenanalyse	26	12	179	86
Zytomegalie	12	6	193	92
Malaria	1	0,5	204	98

doch sehr uneinheitlich gehandhabt wird, und die mögliche Übertragung infektiöser Krankheiten mit dem Transplantat nicht genügend Berücksichtigung findet.

Hinsichtlich der Einschätzung des zukünftigen Umfangs der allogenen Knochentransplantationen sind die inzwischen erfolgten Richtlinien der Bundesärztekammer [331] sicher wichtig. Insbesondere die von der American Association of Tissue Banks geforderte HIV-Serologie der Spender, 6 Monate nach Gewinnung des Transplantats [5], bedeutet eine erhebliche Erschwernis im Knochenbankmanagement, so daß entweder die allogenen Transplantationen zurückgehen werden oder die entsprechenden Vorschriften kaum berücksichtigt werden können. Bedenkt man jedoch, daß bei ca. 15% aller Operationen der Wiederherstellungschirurgie Knochentransplantate benötigt werden, so muß eine alternative Lösung gefunden werden [331]. Diese nur in der autogenen Knochentransplantation zu suchen, bedeutet zwangsläufig eine Ausweitung der Operation und somit eine Risikoerweiterung für den Patienten hinzunehmen.

1.3 Problem der Übertragung von Krankheitserregern mit der allogenen Knochentransplantation

Die gebräuchlichste Form der Knochenkonservierung des allogenen Transplantats nach Entnahme vom Lebendspender ist die Kältekonservierung [7, 98, 176]. In unserer bundesweiten Umfrage wurde ausschließlich die Kältekonservierung verwendet, wobei sich jedoch in der Lagerungstemperatur Differenzen von – 20 °C bis – 80 °C zeigten.

Durch die Kältekonservierung kommt es zwar zu einer Verminderung der Transplantatimmunität, jedoch nicht zu einer Inaktivierung bakterieller oder viraler Krankheitserreger im Transplantat [35, 48, 54, 98].

Vor der Freigabe des allogenen Knochentransplantats müssen daher durch mikrobiologische Untersuchungen (Abstriche vom Transplantat oder besser Inkubation eines kleinen Spongiosaanteils) und durch serologische Untersuchungen des Spenders die wesentlichen Infektionskrankheiten ausgeschlossen werden.

Gemäß den Richtlinien des wissenschaftlichen Beirates der Bundesärztekammer [331] müssen die Hepatitis B, HIV I und HIV II und die Syphilis durch entsprechende serologische Untersuchungen geprüft werden. Außerdem werden eine anamnestische Befragung und körperliche Untersuchung des Spenders gefordert.

Trotz dieser Untersuchungen ist eine Übertragung dieser und weiterer Infektionskrankheiten nicht sicher auszuschließen [227, 257].

James [141] beschrieb bereits 1953 die Übertragung von Tuberkulose durch eine Knochentransplantation.

Eine besondere Problematik ergibt sich durch die zunehmende HIV-Inzidenz. Am 31.3.1990 wurden der WHO 237110 AIDS-Fälle gemeldet [3]. Die Zahl der Infizierten liegt dabei jedoch bei weitem höher [163]. Da bei der Blut- oder Organtransplantation HIV übertragen werden kann, müssen beim Spender serologische Untersuchungen zum Ausschluß einer HIV-Infektion erfolgen. Das Spenderscreening beruht auf der Durchführung von HIV-Antikörpersuchtests (ELISA-Test, Western Blot) [163]. Die Sensitivität und Spezifität der Antikörpertests wurde in verschiedenen Studien untersucht [68, 246]. Trotz der hohen Zuverlässigkeit bei Vorliegen von Antikörpern besteht eine diagnostische Lücke bis zur Serokonversion [147]. Untersuchungen aus den Jahren 1984 und 1985 wiesen eine Serokonversion innerhalb von 3 Monaten nach [61, 76]. Untersuchungen von 1987 widersprachen dieser Vorstellung, es wurden Zeiträume von 6–14 [242] und sogar bis 36 Monaten (138] bis zum Auftreten von Antikörpern beobachtet. Die empfindlicheren Antigentests sind klinisch nur begrenzt anwendbar, da HIV als Retrovirus zu keiner signifikanten Virämie führt. Der von den Abbott-Laboratories entwickelte Antigentest ist daher vom Paul-Ehrlich-Institut für die klinische Anwendung nicht zugelassen. Neuere Verfahren, wie die „polymerase chain reaction“ befinden sich erst im Versuchsstadium [212].

Die Wiederholung des HIV-Antikörpertests nach 3 Monaten vermindert zwar die Wahrscheinlichkeit der HIV-Übertragung, ein Restrisiko verbleibt in jedem Fall. Darüber hinaus erschwert der Wiederholungstest die Logistik der Knochenbank erheblich. Auch für die anderen Infektionskrankheiten besteht ein Übertragungsrisiko, zumal diese im üblichen Screening der Spenderuntersuchung nicht überprüft werden müssen [98, 296, 331].

1.4 Fragestellung und Zielsetzung der Untersuchungen

Die Gefahr, mit dem allogenen Knochentransplantat trotz genauer Untersuchungen des Spenders Infektionskrankheiten und Tumore zu übertragen, ist demnach (s. 1.3) seit langem bekannt [98, 176]. Nach Veröffentlichung der ersten HIV-Übertragung durch eine allogene Knochentransplantation [54] ist die Suche nach Alternativen zur Überbrückung knöcherner Defekte verstärkt worden. Eine Alternative könnte die Transplantation sterilisierten oder desinfizierten Knochens sein. Dabei ergeben sich 3 wesentliche Problemfelder:

1. Die Sterilisations- und Desinfektionsmaßnahmen müssen zwar im Knochen wirksam, dürfen aber nicht toxisch oder kanzerogen sein.
2. Die mit der Knochentransplantation übertragbaren Keime müssen inaktiviert werden.
3. Die Desinfektions- und Sterilisationsmaßnahmen dürfen die biologische Wertigkeit des Knochens nicht wesentlich schädigen.

Ad 1. Prinzipiell stehen zur Knochendesinfektion physikalische und chemische Verfahren zur Auswahl. Bei den chemischen Verfahren muß überprüft werden, wie das Desinfektionsmittel durch den Knochen diffundiert und in welcher Konzentration es in welcher Zeit vorliegt. Dies hängt von der Knochenbeschaffenheit, den im Knochen liegenden organischen und anorganischen Substanzen und der Molekülgröße des Desinfektionsmittels ab. Ähnliches gilt für die Gasdesinfektion, wobei hier eine bessere Penetration zu erwarten ist.

Bei den physikalischen Verfahren sind thermische und radioaktive Sterilisations- oder Desinfektionstechniken bekannt (s. 1.1).

Bei den thermischen Verfahren ist die Thermoempfindlichkeit des Erregers und die Wärmeleitfähigkeit des Knochens von Bedeutung.

Bei der radioaktiven Bestrahlung muß ebenfalls der Nachweis der Erregerinaktivierung geführt werden. Die Knochenpenetration spielt hierbei, insbesondere bei der nicht korpuskulären γ-Bestrahlung, keine wesentliche Rolle [36].

Ad 2. Allogener Knochen wird in der Regel unter sterilen Bedingungen intraoperativ hauptsächlich aus Hüftköpfen bei Ersatzoperationen des Hüftgelenks oder von Organspendern gewonnen. Eine mögliche primäre oder sekundäre Kontamination ist daher normalerweise nur mit den vegetativen Keimen möglich [71, 91, 321]. Als Problemerreger verbleiben jedoch HIV- und Hepatitisviren. Die Untersuchungen zur Knochendesinfektion sollten sich daher auf diese Erregergruppen konzentrieren.

Ad 3. Sämtliche Maßnahmen zur Knochendesinfektion und insbesondere zur Knochensterilisation dürfen den Knochen in seiner biologischen Wertigkeit, d.h. seiner osteoinduktiven Potenz, seiner osteokonduktiven Struktur und seiner biomechanischen Festigkeit nicht soweit schädigen, daß das Ziel der Transplantation, nämlich eine knöcherne Konsolidierung bzw. Überbrückung zu erzielen, gefährdet wird.

Die folgenden Untersuchungen sollen diesen Fragestellungen gerecht werden, wobei verschiedene Desinfektions- und Sterilisationsmaßnahmen auf deren hygienische Effektivität und deren biologische Auswirkungen auf das Transplantat geprüft werden sollen. Aufgrund der aktuellen Problematik und der anzunehmenden Ausweitung der HIV-Prävalenz wurde auf diesbezügliche Inaktivierungsverfahren besonderen Wert gelegt.

2 Material und Methode

2.1 Untersuchungen zur HIV-Inaktivierung

Die chemische Inaktivierung von HIV wurde mehrfach überprüft und ist für verschiedene Mittel nachgewiesen [283, 334]. Der Nachweis der Wirksamkeit im Knochen, d.h. der Knochenpenetration und die damit verbundene Konzentrationsabnahme wurde bisher jedoch nicht nachgewiesen. Die folgenden Versuche (s. 2.1.1) überprüfen die Möglichkeit der HIV-Inaktivierung durch Äthanol, das bei 25%iger Konzentration abtötend wirkt [334].

Zur HIV-Inaktivierung durch ionisierende Strahlen liegen im Gegensatz zur chemischen Behandlung nur vereinzelte Veröffentlichungen vor [283]. In weiteren Untersuchungen (s. 2.1.2) sollte daher die Bestrahlungsdosis zur HIV-Abtötung mit β- und γ-Strahlung überprüft werden.

2.1.1 HIV-Inaktivierung durch 70%iges Äthanol

2.1.1.1 Qualitative Analyse der diffundierten Äthanolmenge durch Zellkulturmedien

Ziel dieser Untersuchungen sollte sein, die HIV-Inaktivierung nach Äthanoldiffusion durch eine Spongiosascheibe in Abhängigkeit von der Zeit zu überprüfen.

Die Diffusionsversuche wurden in einem Zweikammersystem durchgeführt, das aus VA-Stahlringen mit einer 24-mm-Bohrung bestand. Zur Erleichterung des Einpassens und Fixierens des Knochenmaterials wurde der Durchmesser an einem Ende des Metallrings auf 21 mm reduziert. Die aus humanen Femurköpfen stammenden Spongiosascheiben hatten eine Schichtdicke von 3 bzw. 6 mm und einen Durchmesser von 20 mm. Die seitlichen Kontraktflächen wurden vor dem Fixieren in den Stahlring zuerst mechanisch, danach mit Aceton entfettet, um das Auspolymerisieren des Polymethylmetacrylats nicht zu stören oder um ein späteres Herauslösen und damit die Erzeugung von kleinen Kanälen zwischen den Diffusionskammern zu verhindern.

Die Spongiosascheibe wurde danach mit Polymethylmetacrylat (Palacos R, Fa. Kulzer) im Stahlring durch eine zirkuläre Schicht fixiert. Nach Beendigung des Polymerisationsprozesses wurden die Spalträume nach 15 min mit niedrigvisköser Abdichtmasse (Silasoft N mit Silaplastkatalysator, Fa. Detax) beidseits abgedichtet (Abb. 2). Zur Überprüfung der Dichtigkeit wurde die Diffusionskammer einseitig mit 2 ml NaCl-Lösung gefüllt. Im Falle eines Flüssigkeitsaustritts innerhalb von 2 min wurde die Spongiosascheibe verworfen, andernfalls für die Versuche freigegeben.

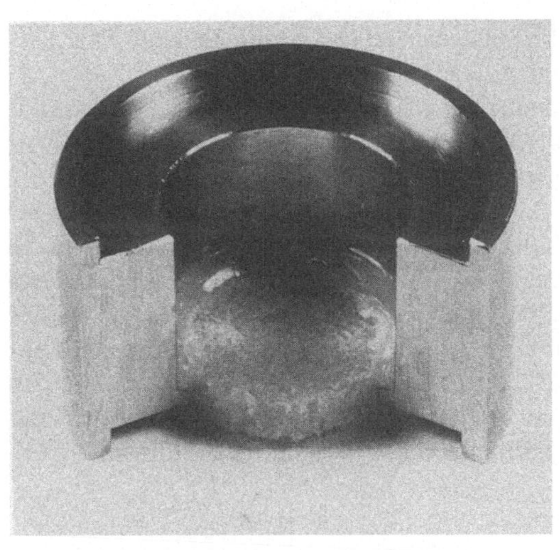

Abb. 2. Diffusionskammer zur Messung der Äthanolpenetration durch Spongiosascheiben

In das so präparierte Gefäß wurden 2 ml einer HIV-Suspension mit einer reversen Transkriptaseaktivität von 3000000 cpm/ml pipettiert (Virussuspension von Frau Dr. Rübsamen-Waigmann, HIV-Isolat 171). Die obere Öffnung des Rings wurde mit einer elastischen Kunststoffolie (Parafilm) verschlossen und die Diffusionskammer für 24 h in einen Tank mit 1500 ml einer 70%igen Äthanollösung gestellt. Dabei befanden sich die Flüssigkeitsstände des Äthanols und der Virussuspension auf gleichem Niveau. Die Raumtemperatur betrug während der gesamten Versuchszeit 20 °C.

Nach 24stündiger Diffusion wurden 0,5 ml der HIV-Suspension abpipettiert und in 45 ml RPMI-1640-Medium (ohne Serum) aufgenommen. Die virushaltigen Komponenten wurden von Äthanol und dem Medium mittels Centripep-Konzentratoren abzentrifugiert. Nach 3 h wurden die Zellen 3mal mit PBS gewaschen und anschließend in 10 ml Kulturmedium mit einem 10%igen Interleukin-2-Gehalt resuspendiert.

Das Kulturmedium wurde alle 4 Tage abzentrifugiert und die Zellen wieder auf eine Konzentration von $2 \cdot 10^6$ Zellen/µl resuspendiert. Vor jeder Passage wurde mit dem Kulturüberstand ein Abbott-HTLV-III-Antigen-EIA durchgeführt, um von den Lymphozyten produziertes HIV und damit eine stattgefundene Infektion nachzuweisen. Darüber hinaus wurden die Zellen auf Synzytienbildung lichtmikroskopisch untersucht. Als Kontrolle diente eine Probe einer Virussuspension, die für 24 h bei Raumtemperatur stehen gelassen wurde, bevor sie auf T-Lymphozyten überimpft wurde.

In einem weiteren Versuch wurde anstelle der T-Lymphozyten-Kultur eine Makrophagen-Monolayer-Kultur humaner Spender als Anzuchtmedium verwendet. Unter gleichen Bedingungen wie bei der T-Lymphozyten-Kultur wurden 0,1 ml des Zentrifugats auf $5 \cdot 10^5$ adhärente Makrophagen übertragen. Nach 30 min wurden die Zellen mit PBS gewaschen, um Virusantigen im Überstand zu entfernen. Danach erfolgte die Zugabe von 1 ml RPMI 1640 mit 5% AB-Serum. Die Makrophagen wurden täglich lichtmikroskopisch auf morphologische Veränderungen untersucht. Nach einer Woche wurde der Abbott-HTLV-III-Antigen-EIA durchgeführt. Als Kontrolle wiederum eine HIV-Probe, die nach 24 h entsprechend der Verdünnung aus dem Diffusionsgefäß auf Makrophagenkulturen übertragen wurde.

Nach der Zentrifugation und Abtrennung des „Buffy Layers" erfolgte die Separation der Lymphozyten auf einem Ficoll-Gradienten. Anschließend wurden die Lymphozyten in RPMI-1640-Medium gehalten, welches mit 20% FCS, 10% Interleukin-2 (Lymphocult T, Biotest, Frankfurt/M), 0,2% $NaHCO_3$, 2 mM L-Glutamin, 2–4 ng/ml Polybren, 10 ng/ml Phytohämagglutinin a und Antibiotikazusatz, sowie einem 5%igem CO_2-Zusatz zur Luft angereichert war [260]. Das Medium wurde alle 3 Tage erneuert. Zur Herstellung der Makrophagenkultur wurden nach der Trennung des „Buffy Layers" in dem Ficoll-Gradienten die Makrophagen zusammen mit den Leukozyten in eine 24-Well-Platte ausgesät. Nach 12 h wurden die Leukozyten von den adhärenten Makrophagen durch Waschung abgetrennt. Bevor die Makrophagen mit der Virussuspension beimpft wurden, erfolgte für 1 Woche eine Stimulation mit 100 I.E./ml GM-CSF.

2.1.1.2 Quantitative Analyse der diffundierten Äthanolmenge durch Konzentrationsbestimmung

Ziel dieser Untersuchungen war, die Konzentration des diffundierten Äthanols in Abhängigkeit von der Schichtdicke der Spongiosascheibe und der Zeit quantitativ zu erfassen.

Bei gleicher Versuchsanordnung wurden die Diffusionskammern mit 2 ml einer physiologischen NaCl-Lösung gefüllt. Nach 2, 6, 12 und 24 h erfolgte eine Entnahme von 100 µl zur gaschromatographischen Bestimmung der Äthanolkonzentration in der Diffusionskammer. Für beide Schichtdicken wurden jeweils 10 Diffusionsversuche durchgeführt.

Die quantitative Bestimmung des diffundierten Äthanols in den verschiedenen Proben wurde mit einem Varian-Aerograph, Series 1700, in Kombination mit einem Flammenionisationsdetektor und einem Shimadzu-C-R3A-Integrator durchgeführt. Die Trennung erfolgte an einer Porapak-Säule (1/8 Zoll, 200 cm) bei 165 °C. Als Trägergas diente Helium mit einer Gasflow-Einstellung von 38 pounds per square inch. Die Äthanolkonzentration wurde gegen einen inneren Standard, 2-Methylbutanol(2), bestimmt. Hierzu wurde eine Eichkurve, basierend auf 8 Proben unterschiedlicher Äthanolkonzentrationen bei konstanter Standardkonzentration ermittelt. Die entsprechenden Retentionszeiten lagen bei einer Temperatur von 165 °C zur deutlichen Trennung beider Peaks weit genug auseinander. Die Quotienten Äthanolgewicht durch Standardgewicht und der Quotient der Peakfläche des Äthanols zur Peakfläche des Standards als Koordination der jeweiligen Proben wurden in ein zweidimensionales Koordinatensystem eingetragen.

Die Steigung der Regressionsgeraden entsprach dem Retentionsfaktor R Äthanol/Standard:

$$F_{Äth}/F_{St} = G_{Äth}/G_{St} \times R.$$

$F_{Äth}$, Peakfläche Äthanol
F_{St}, Peakfläche Standard
$G_{Äth}$, Masse Äthanol (mg)
G_{St}, Masse Standard (mg)
R, Retentionskoeffizient

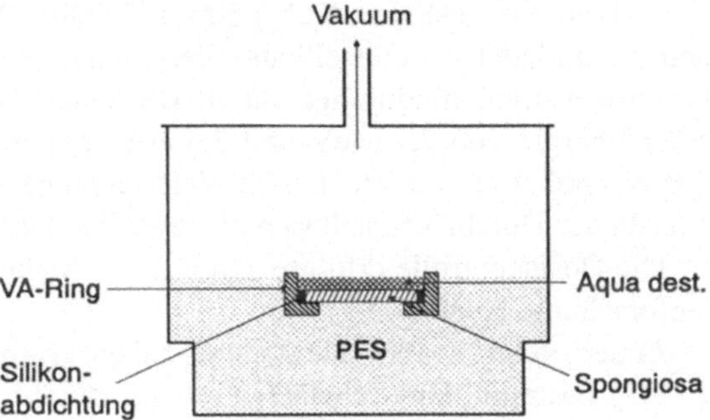

Abb. 3. Versuchsaufbau zur Messung der durch die Spongiosascheibe diffundierten Peressigsäurekonzentration

Zur Qualitätskontrolle des Meßverfahrens wurde eine Probe mit einer Äthanolkonzentration von 25 Vol% 8mal in Folge gemessen. Aus diesen Werten wurde die Präzision und die Richtigkeit des Verfahrens bestimmt.

Die Signifikanz der Unterschiede zwischen den Gruppen der jeweiligen Zeitwerte innerhalb der Serien einer Schichtdicke, sowie die Gruppen der korrespondierenden Zeitwerte beider Serien wurden mit dem U-Test nach Mann und Whitney beurteilt.

2.1.1.3 Quantitative Analyse der diffundierten Peressigsäure durch Konzentrationsbestimmung

Spongiosazylinder (21 mm Durchmesser, 6 und 12 mm Höhe) aus den Femora von 6 Monate alten Schlachtschweinen wurden in VA-Stahlringe eingebracht und mittels hochviskösem Silikon eingebettet. Diese VA-Ringe wurden in ein Gefäß eingebracht, welches mit einer 1%igen Peressigsäurelösung gefüllt war. Außerdem enthielt die Lösung Äthanol und Aqua bidest, hergestellt nach dem Verfahren des Instituts für Transplantologie der Charité, Berlin [317, 318]. Der Versuchsaufbau ist in der Abb. 3 illustriert. Die Diffusionszeit betrug 4 h bei RT und -0,2 bar Unterdruck. In Abständen von 30, 60, 120, 180 und 240 min wurden Proben von der diffundierten Peressigsäurelösung entnommen und anschließend die Konzentration mit einer HPLC bestimmt.

2.1.2 HIV-Inaktivierung durch ionisierende Bestrahlung

Zur Überprüfung der zur HIV-Inaktivierung notwendigen Strahlendosis kamen 2 Strahlenqualitäten zur Anwendung:

- β-Strahlung (Elektronenstrahlung)
- γ-Strahlung (nicht korpuskuläre Strahlung)

Die Betastrahlung wurde in einer 3-MeV-Elektronenbeschleunigungsanlage appliziert (Fa. Beta-Gamma-Service, Wiehl, Hersteller: High Voltage Engineering, Burlington,

USA; Bestrahlungskapazität bis 600 m^3/kGyh). Die jeweiligen Proben wurden auf einem Förderband mit einstellbarer Geschwindigkeit unter einem homogen gefächerten Elektronenstrahl hindurchgefahren. Bei einer Bandgeschwindigkeit von 222 mm/s, einer Energie von 2,7 MeV und 3,5 mA konnte in einem Durchlauf eine Dosis von 5 kGy appliziert werden. Durch Veränderungen der Parameter bzw. Erhöhung der Anzahl der Durchläufe ließ sich die jeweilige Dosis verändern.

Die Dosiskontrolle erfolgte durch einen Alanin-Dosimeter (Gesellschaft für Strahlenforschung, Neuherberg).

In der Elektronenbeschleunigungsanlage wurden HIV-Proben mit 2, 7, 10, 15 und 25 kGy bestrahlt. Die Schwächung beim Durchtritt durch die Materie wurde berücksichtigt. Das maximal zulässige Flächengewicht der 3-MeV-Beschleunigungsanlage betrug 2,2 g/cm^2, das tatsächliche Flächengewicht der Virusproben lag deutlich darunter.

Eine weitere Probe wurde mit der kleinsten, zur HIV-Inaktivierung führenden Dosis in einer γ-Anlage bestrahlt (Fa. Beta-Gamma-Service, Wiehl, Hersteller Gebr. Sulzer AG). Die Bestrahlungskapazität dieser Anlage betrug bis 300 m^3/kGyh bei maximaler Beladungskapazität von 3,5 mCi. Die Bestrahlungszeit betrug 45 min. Die Dosismessung erfolgte mit einem „Radiochromic Reader Typ 92" in Verbindung mit Red-Perspex-Dosimetern. Die so bestimmte Dosis betrug 15,34 kGy.

Als Kontrolle diente eine Virusprobe, die am Ort der Bestrahlung mitgeführt, jedoch nicht mitbestrahlt wurde. So konnte eine Minderung der Infektiosität durch den Transport ausgeschlossen werden. Das Virusisolat (100 µl) wurde zum Transport in eine Mikrotiterplatte (Fa. Nung, Denmark) pipetiert und in Polyethylenfolie eingeschweißt. Die Kühlung während des Transports erfolgte in einem Thermogefäß, das durch flüssigen Stickstoff gekühlt wurde.

2.2 Inaktivierung vegetativer Keime durch thermische Verfahren

2.2.1 Untersuchungen zur Wärmeübertragung im spongiösen Knochen

Zielsetzung dieser Untersuchungen war es, die Wärmeübertragung von spongiösen Knochen als Funktion von Temperatur, Schichtdicke und Zeit zu ermitteln, um so die physikalische Begründung thermischer Erregerinaktivierung im spongiösen Knochen zu erbringen.

Die Ermittlung der Erwärmungskurven fand bei t1 = 60 °C und t2 = 80 °C statt. Es wurden 4 Spongiosazylinder mit einem Durchmesser von 10, 16, 25 und 30 mm und einer Länge von 55 mm gewählt. Die Spongiosascheiben wurden aus dem Schenkelhals von 5–7 Monate alten Jungschweinen und aus humanen Schenkelhälsen mittels Hohlbohrern gewonnen. Jede Gruppe bestand aus $n = 6$ Proben.

Zur Aufnahme des Thermoelements (Fa. Metex Modell M-4600, Meßgenauigkeit ± 0,1 °C) wurde in den Mittelpunkt ein im Durchmesser 2 mm großes und 35 mm tiefes Loch gebohrt und der Nickel-Chrom-Nickel-Temperaturfühler eingebracht. Der Spongiosazylinder wurde in einen Thermostat (Lauda-Thermostat, Typ K2-D), der mit Wasser gefüllt war, eingetaucht (Abb. 4). Dabei lag die Stirnfläche der Spongiosascheibe mit dem eingeführten Temperaturfühler oberhalb der Wasseroberfläche.

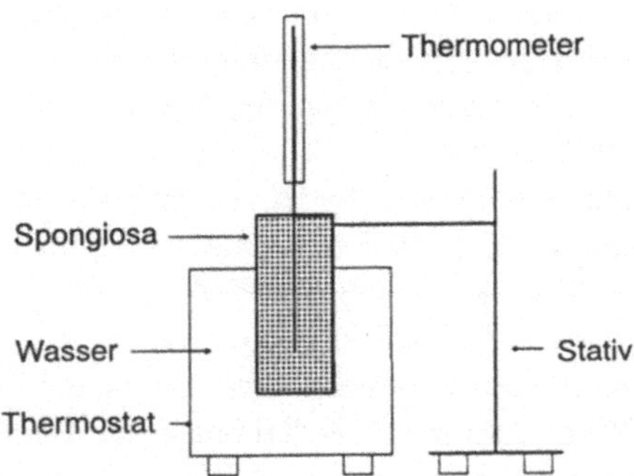

Abb. 4. Versuchsanordnung zur Messung des Wärmedurchgangs im spongiösen Knochen

Das Wasser wurde erhitzt und die Temperaturerhöhung aufgezeichnet. Der Versuch war abgeschlossen, nachdem der Temperaturausgleich zwischen Wasser und Spongiosa eingetreten war. Die Erwärmungskurven wurden als Funktion von Zeit und Temperatur im Diagramm aufgezeichnet.

2.2.2 Inaktivierung vegetativer Testkeime durch thermische Desinfektion

Da die Gewinnung allogener Knochentransplantate intraoperativ steril geschieht, ist eine mögliche primäre oder sekundäre Kontamination regulär nur durch vegetative Keime möglich. Dabei handelt es sich um Erreger der Resistenzstufe I, die eine Inaktivierungstemperatur von 80 °C haben [38, 170, 321]. Im Gegensatz dazu sind Sporen und Hepatitisviren thermoresistenter (s. Abschn. 4).

Ziel dieser Untersuchungen war es, die Inaktivierung vegetativer Testkeime im Spongiosablock nach Erhitzung auf 80 °C entsprechend den Untersuchungen zur Wärmeleitfähigkeit (s. 2.2.1) zu überprüfen.

Als Testkeime wurden Staphylococcus aureus ATCC 6538 und Streptococcus faecalis ATCC 6057 verwendet. Es handelte sich um thermoresistente, grampositive, nicht sporenbildende Bioindikatororganismen, die auch klinisch als Kontaminationskeime eine wesentliche Rolle spielen.

Zur Überprüfung der angegebenen Thermosensibilität der Testkeime wurden diese bei 70 °C für die in den Prüfkriterien angegebene Zeit inkubiert. Diese Prüfung der Desinfektion erfolgte nach den vom Bundesgesundheitsamt erlassenen Richtlinien für thermische Desinfektionsverfahren [38]. Die ATCC-Auswahl richtete sich nach den Richtlinien der Deutschen Gesellschaft für Hygiene und Mikrobiologie [248] und den oben aufgeführten Richtlinien des BGA.

Die Herstellung der Bioindikatoren erfolgte in Anlehnung an die VDI-Vorschrift 2165,2. Der Testkeim wurde über Verdünnungsreihen auf eine Keimzahl von 10^7 als Bakteriensuspension eingestellt. Es wurden Leinenläppchen (Standardbaumwollgewebe) von 1x1 cm mit einer Staphylococcus-aureus- sowie einer Streptococcus-faecalis-Suspension mit 50 µl getränkt und anschließend im Umlufttrockenschrank bei 37 °C 1 h ausgetrocknet. Von den so hergestellten Läppchen wurden Resistenzbestimmungen im Wasserbad durchgeführt.

Nach Kenntnis der Thermoresistenz der Bioindikatoren wurden diese nach maximaler 2wöchiger Lagerung bei 1–4 °C in die Mitte eines 4 mm aufgebohrten und zuvor einmal autoklavierten Schweinespongiosablocks eingebracht. Mit 200 nl steriler 0,9%iger Kochsalzlösung wurde der Bioindikator anschließend angefeuchtet und in dem Spongiosazylinder der Thermoinkubation bei 80 °C ausgesetzt. Dabei wurde die Aufheizzeit aus den unter 2.2.1 beschriebenen Versuchen verwendet.

Nach Erreichen des 99%igen Werts der Desinfektionstemperatur schloß sich eine 3-, 6- und 10minütige Einwirkzeit an. Anschließend wurden die Leinenläppchen unter sterilen Bedingungen entnommen und in Thioglycolat-Bouillonröhrchen über 72 h bei 37 °C bebrütet. Bei Trübung der Bouillonröhrchen wurden Keimdifferenzierungen über Blutnähragar und API-Biotypisierungen durchgeführt.

2.2.3 Inaktivierung thermoresistenter Keime durch Autoklavierung

Ziel der Erwärmung des Knochens auf 80 °C ist die Desinfektion als Inaktivierung vegetativer Keime. Voraussetzung hierfür ist die aseptische Entnahme der Transplantate. Die Autoklavierung führt im Gegensatz zur Desinfektion zu einer Sterilisation des Knochens. Besondere hygienische Gesichtspunkte bei der Transplantatentnahme sind dabei nicht zu beachten, so daß der Knochen auch post mortem entnommen und dann autoklaviert werden kann.

Zur Überprüfung der Sterilisation des Knochens durch Autoklavierung wurden Testkeime der Resistenzstufe C verwendet. Es wurden kommerzielle Bioindikatoren der Resistenzstufe III (C) verwendet, eine Kombination von Bacillus stearothermophilus (2,1-E-4, D-(250)-Wert 2,33 min) und Bacillus subtilis (1,31-E-6, D-(EO)-3,43 min).

Es wurden jeweils drei 5,5 cm lange Spongiosazylinder mit einem Durchmesser von 30 mm aus den Schenkelhälsen frischer Schlachtschweine, sowie aus humanen Präparaten gewonnen. Die Proben wurden mit einem elektrischen Zapfenschneider entnommen. Sie waren frei von Kortikalis und vollständig mit Spongiosa gefüllt. Bei Auftreten iatrogener Fissuren oder Spongiosadefekten wurden die Proben verworfen.

In die Zentralachse der Spongiosazylinder wurde eine 4-mm-Bohrung bis in die Hälfte des Zylinders gesetzt. Entsprechend den unter 2.2.2 beschriebenen Verfahren wurden die Testindikatoren in die Bohrung der Spongiosazylinder eingebracht, der Spongiosadefekt mit dem Bohrmehl aufgefüllt und der Bohrkanal mit einer thermolabilen Kunststoffscheibe durch eine Schraubzwinge verschlossen. Beim Autoklavieren dichtete der plastische Kunststoff zusätzlich den Bohrkanal gegen Eindringen des Wasserdampfes ab.

Nach der Autoklavierung wurden die Bioindikatoren unter sterilen Bedingungen aus dem Spongiosablock entnommen und über einen Zeitraum von 7 Tagen in Thioglycolat-Nährlösung bei einer Temperatur von 56 °C bebrütet.

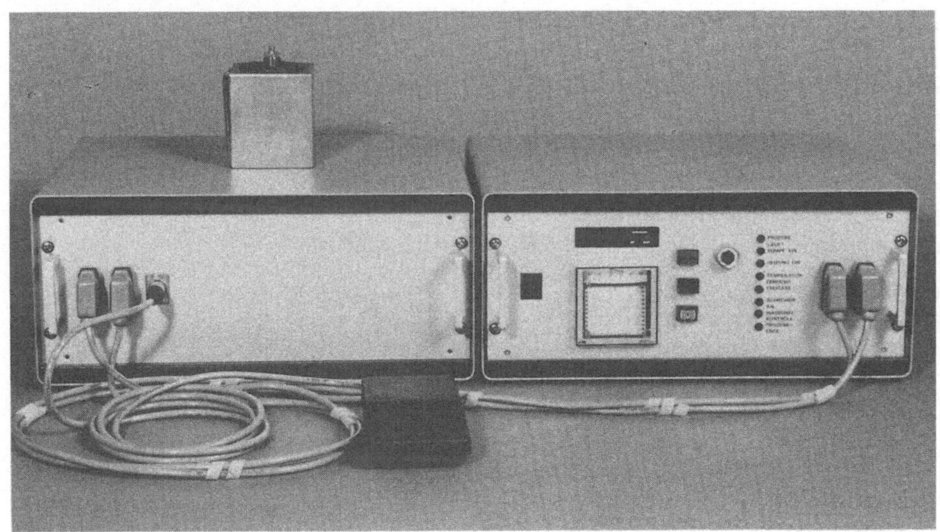

Abb. 5. Thermoinkubator zur Desinfektion allogener Spongiosa

2.2.4 Entwicklung eines Thermoinkubators

Für die klinische Anwendung wurde ein Thermoinkubator mit folgenden Komponenten entwickelt (Abb. 5):

- Eine Mikroprozessor, welcher Zeit und Temperatur während der Aufheiz- und Inkubationszeit kontrolliert. Zwei Inkubationsarten sind möglich: die Zeitvorwahl, wenn Durchmesser und Aufheizzeit bekannt sind oder die automatische Zeitkontrolle durch Temperaturmessung im Zentrum der Probe durch einen isolierten Thermofühler aus Keramik. Die Temperatur wird analog aufgezeichnet. Der Thermofühler ist autoklavierbar.
- Ein Inkubationsmodul, das aus einem Heizelement mit zirkulierendem Hitzekonduktor und einem abnehmbaren, autoklavierbaren Inkubationsbehälter besteht. Der Temperaturbereich liegt zwischen 1 und 90 °C mit einer Genauigkeit von ± 1 °C.

2.3 Auswirkungen der Desinfektions- und Sterilisationsmaßnahmen auf die Knochenmorphologie

Die Versuche in den Abschnitten 2.1–2.2 sollten die Wirksamkeit verschiedener Desinfektions- und Sterilisationsmaßnahmen im spongiösen Knochen überprüfen. Die im folgenden beschriebenen Versuche befassen sich mit den Auswirkungen dieser Behandlungsmethoden auf die mikromorphologischen (Rasterelektronenmikroskopie), physikalischen (Stabilität) und biologischen (Einheilungsdynamik) Eigenschaften des Knochens.

2.3.1 Rasterelektronenmikroskopische Untersuchungen

Zur Überprüfung der Veränderungen der Knochenoberfläche wurden rasterelektronenmikroskopische Bilder hergestellt. Es wurden im Durchmesser ca. 5 mm große kortikospongiöse Blöcke aus dem Rattenfemur entnommen. Es handelte sich um ca. 220–250 g schwere Tiere eines Wistar-Inzuchtstammes, die durch CO_2-Übernarkose getötet wurden. Die Blöcke wurden sofort nach der Tötung entnommen, die Weichteile abpräpariert und daraufhin folgendermaßen desinfiziert:

Chemische Desinfektion:
Die Blöckchen wurden in:

- PVP-Jod, ein in der Klinik häufig verwendetes Desinfektionsmittel (Fa. Braun, Melsungen);
- Äthanol 25% und Äthanol 75%;
- Adipinsäure 10%, ein Dehydrierungsmittel;
- β-Propiolacton 2%, ein bei der Erregerinaktivierung in Blutbestandteilen eingesetztes Mittel;
- Tetrahydrofuran (THF der Fa. Merck, Darmstadt), ein Dehydrierungsmittel;
- Tetrahydrofuran und Adipinsäure im Verhältnis 1:1

für 24 h eingelegt. Nach der Entnahme erfolgte die sorgfältige Spülung mit Ringer-Lösung und Aufbereitung der Proben (s. unten).

Thermische Desinfektion: Die Proben wurden für 1 h in ein Wasserbad eingelegt (Wasserbadgerät der Fa. Julabo VC 5, Temperaturkontrolle elektronisch ± 0,1 °C). Sie wurden auf 60, 80 und 100 °C erhitzt.

Im Autoklaven der zentralen Sterilisationseinheit des Klinikums (Fa. TBW, Weilheim) wurden weitere Proben bei 120 und 134 °C für 8 min bei 2,5 atü autoklaviert.

Radioaktive Bestrahlung: Die Blöckchen wurden in einer ^{60}Co-Anlage (Fa. Braun, Melsungen) mit einer Dosis von 25 kGy (± 6%) bestrahlt.

Kombinierte Verfahren: Unter Ausnutzung des Siedepunkts wurde 80%iges Äthanol bei 80 °C für 1 h erhitzt (Meßbedingungen s. oben).

Die Proben wurden nach der Behandlung 5mal mit 10 ml einer Ringer-Lactat-Heparin-Lösung (5000 I.E. Heparin/ml) gewaschen und für 3 min vorsichtig geschüttelt. Anschließend erfolgte die Fixation in Glutaraldehyd-Tris-Puffer (pH 7,4) für mindestens 24 h. Zur unbegrenzten Konservierung wurden die Proben dann in eine 0,1-M-Cacodylatpufferlösung eingelegt.

Die Entwässerung wurde in einer aufsteigenden Alkoholreihe durchgeführt (70-, 90- und 100%iges Äthanol für jeweils 10 min, abschließend Aceton für 10 min). Nach Trocknung der Präparate wurden diese in einer Hochvakuumanlage mit Argongas bedampft.

Die rasterelektronenmikroskopischen Untersuchungen wurden mit dem Gerät M-7-SEM (Fa. ISI, Mountain View, California) durchgeführt.

2.3.2 Biomechanische Untersuchungen

Ziel dieser Untersuchungen war es, die Stabilität von Spongiosablöcken in Abhängigkeit von den durchgeführten Desinfektionsmaßnahmen zu überprüfen. Zum besseren Verständnis der Versuchsplanung und -anordnung seien einige grundsätzliche Ausführungen zur Knochenstruktur und den biomechanischen Eigenschaften vorangestellt.

Aus biomechanischer Sicht kann der Knochen grundsätzlich aus 2 Perspektiven betrachtet werden:

Betrachtung des Knochens als Struktur: Dabei werden knöcherne Strukturen in ihrer Gesamtheit, d.h. in Form des ganzen Knochens untersucht. Diese Betrachtung erbringt Einblicke in das Verhalten von Knochen in vivo und bietet damit Zugänge zum Verständnis der physiologischen Belastung des Knochens bei Bewegungen und dem Entstehen von Frakturen.

Betrachtung des Knochens als Material: Hierbei werden einzelne Strukturen des Knochens abhängig von ihrer Lokalisation getrennt untersucht (spongiöse Strukturen, kortikale Anteile), um über die Analyse der Einzelkomponenten auf die Gesamtstruktur zu schließen.

Die folgenden Untersuchungen konzentrieren sich auf spongiösen Knochen als Material, wobei hier bei der biomechanischen Prüfung des Knochens der Materialaufbau berücksichtigt werden muß.

Die wesentlichen Eigenschaften des Knochens resultieren aus den beiden enthaltenen Hauptkomponenten Kollagen und Hydroxylapatit. Während Kollagen als organische Substanz eine Faser mit niedrigem Elastizitätsmodul ist, die bei Zug eine hohe und bei Kompression eine niedrige Belastungsfähigkeit aufweist, besitzt Calciumapatit als anorganische Substanz eine hohe Kompressionsfähigkeit, aber geringe Zugfestigkeit [161].

Diese verschiedenen Eigenschaften der knöchernen Grundkomponenten bewirken biomechanische Eigenschaften, deren Kenntnisse bei biomechanischen Prüfungen wichtig sind:

- Die Anisotropie beschreibt die unterschiedliche Festigkeit des Knochens in Abhängigkeit von der Belastungsrichtung [161].
- Die Viskoelastizität bewirkt am Anfang einer Belastungsprobe des Knochens eine elastische Verformung, die zunächst reversibel ist. Mit zunehmender Dehnungsgeschwindigkeit nimmt das Elastizitätsmodul zu. Wird ein bestimmter Punkt der Belastung überschritten, kommt es zur plastischen Verformung der Probe, die irreversibel ist.

Die individuelle Ausprägung der knöchernen Materialkennwerte hängt von mehreren Parametern ab, wobei die Dichte den entscheidenden Einfluß hat.

2.3.2.1 Versuchsanordnung

Die Spongiosazylinder wurden von 6–7 Monate alten Schlachtschweinen aus dem Femur gewonnen. Die Proben hatten einen Durchmesser von 18,0 ± 1 mm und eine Höhe von 10 ± 2 mm.

Bei der Entnahme wurde darauf geachtet, daß die physiologische Ausrichtung der Trabekelstruktur bei der späteren Belastungsprüfung in Druckrichtung gelegen war, so daß die Anisotropie sich nicht verfälschend auswirken konnte. Die Entnahme der Zylinder erfolgte mit dem Cloward-Instrumentarium. Bis zur Weiterverarbeitung wurden die Proben in einer Ringer-Lösung eingelegt.

Von den gewonnenen Proben wurden Volumen, Gewicht sowie Dichte bestimmt. Hierzu wurden die Proben im Wärmeschrank bei 37 °C über 24 h aufbewahrt und dann für weitere 18–24 h bei Raumtemperatur gelagert. Das dann festgestellte Gewicht wurde als Trockengewicht definiert und bestimmt. Nach Ausmessung des Volumens konnte durch Division von Trockengewicht und Volumen die Dichte berechnet werden. Danach wurden die Blöcke durch Einlegen in eine Ringer-Lactatlösung für 2 h rehydriert. Zuletzt erfolgte die randomisierte Zuordnung der einzelnen Proben in die Gruppen (s. Tabelle 2).

Die Desinfektions- und Sterilisationsverfahren wurden in Anlehnung an die Untersuchungen zur Erregerinaktivierung im Knochen (s. 2.1, 2.2 und 2.4) durchgeführt.

Dabei kamen chemische, thermische, chemisch-thermische und radioaktive Behandlungsverfahren zur Anwendung.

- Thermische Behandlung: Die einzelnen Proben wurden für 60 min in ein Wasserbad mit Ringer-Lactatlösung gelegt und auf 60, 80 und 100 °C erhitzt. Die Autoklavierung erfolgte bei 121 und 134 °C im zentralen Autoklaven des Klinikums (s. 2.3.1). Eine autoklavierte Gruppe (134 °C) wurde nach der Sterilisation bei –80 °C (± 1,0 °C) tiefgefroren (Tiefkühlschrank der Knochenbank der Klinik für Unfallchirurgie, Fa. GSL).
- Chemische Behandlung: Die Proben wurden für 24 h in folgende Lösungen eingelegt:
  - Äthanol 25, 80 und 96%
  - Glutaraldehyd 4%, ein gebräuchliches Desinfektionsmittel.
- Als kombiniert chemisch-thermisches Verfahren wurde außerdem 80%iger Alkohol zum Siedepunkt auf 80 °C erhitzt.
- Ionisierende Bestrahlung: Zur γ-Bestrahlung wurden die Proben in Kunststoffröhrchen verpackt und in einer CO_{60}-Anlage (Fa. Braun, Melsungen) mit 25 kGy bestrahlt. Die Dosiskontrollen erfolgten mit Dosimetern im Rahmen der routinemäßigen Produktbestrahlung. Die Dosisabweichung betrug 6%.

Zur Bestrahlung in einem Linearbeschleuniger wurden die Proben im Institut für Strahlentherapie des Universitätsklinikums Marburg mit 3 und 10 kGy bestrahlt. Zur Homogenisierung des Bestrahlungsfelds wurden nicht mehr als 8 Probenzylinder gleichzeitig bestrahlt. Die Dosisbestimmung erfolgte durch Physiker der Abteilung.

Zur Überprüfung der in der klinischen Praxis durchgeführten Kältekonservierung auf die Biomechanik, wurden zusätzlich eine Kontrollgruppe, eine bestrahlte Gruppe

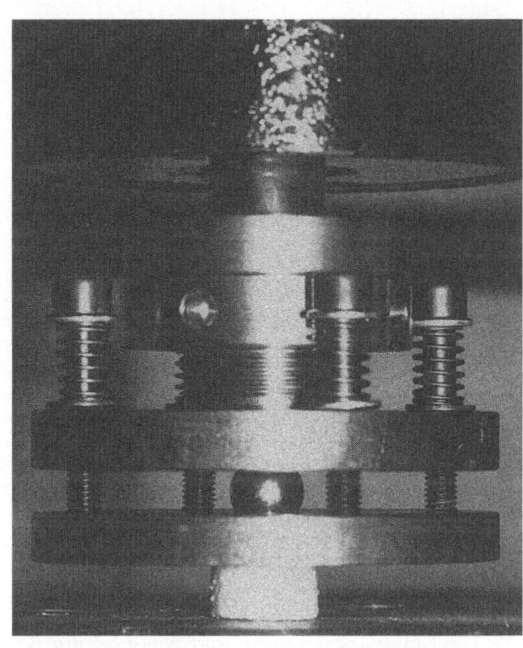

Abb. 6. Versuchsaufbau zur Kompression der Spongiosablöcke

und eine autoklavierte Gruppe (134 °C) bei – 80 °C nach der Behandlung kryokonserviert und anschließend durchgemessen.

Im Anschluß an die einzelnen Testverfahren wurden die Proben erneut für 2 h in Ringer-Lösung eingelegt. Dies sollte ein Auswaschen der Lösungen bei den chemisch behandelten Präparaten und eine Rehydrierung nach Austrocknung, insbesondere bei den autoklavierten Präparaten, bewirken.

Als Testverfahren wurde in Anlehnung an den Druckversuch DIN 50106 vorgegangen [16]; der Versuchsaufbau wurde nach Mosekilde et al. [215] modifiziert. Die Prüfungen erfolgten an einem Universalprüfgerät Autograph AG-2000 A (Fa. Shimadzu, Japan); die Daten wurden rechnergesteuert verarbeitet. Die Übertragung der Kompression auf die Proben erfolgte durch 2 Metallscheiben, die durch eine Stahlkugel und ein Federsystem beweglich miteinander verbunden waren (Abb. 6). Durch diese Anordnung konnten technisch bedingte geringe Abweichungen von der Parallelität der Probendeckplatten ausgeglichen werden. An der Bodenplatte befand sich eine Vertiefung von 2 mm, die eine genaue zentrale Ausrichtung der Probe ermöglichte.

Die Proben wurden um 30% ihrer Ausgangshöhe mit einer gleichbleibenden Geschwindigkeit von 0,5 mm/min komprimiert und die gemessenen Parameter auf einem X-Y-Schreiber bei einer Schreibgeschwindigkeit von 50 mm/min dokumentiert (Abb. 7).

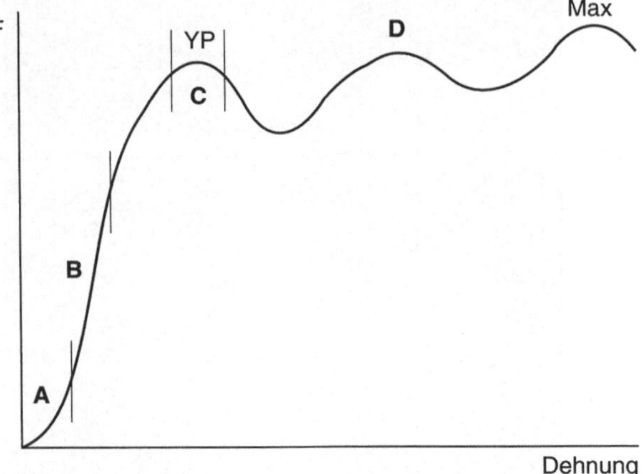

Abb. 7. Beispiel einer Strain-stress-Kurve nach Kompression eines Spongiosablocks (*B* Proportionalitätsbereich, *C* Fließpunkt, Yield-Point, *Max* Maximale Energieaufnahme, Bruchgrenze)

2.3.2.2 Datengewinnung und Auswertung

Bei jeder getesteten Probe wurde der Verlauf der Spannungs-Dehnungs-Kurve, hier besser der Spannungs-Kompressions-Kurve (Strain-stress-Kurve) aufgezeichnet. In dieser Kurve konnten 3 Werte bestimmt werden:

1. Elastizitätsmodul (N/m²): Das Elastizitätsmodul E ist definiert als Proportionalitätsfaktor im Hooke-Gesetz, das eine Beziehung zwischen Spannung (Spannung = Kraft F/Fläche S) und Dehnung (Verlängerung bzw. Verkürzung dl pro Längeneinheit = dl/ursprüngliche Länge L) herstellt. Dieses wurde im linearen Bereich der Strain-stress-Kurve bestimmt und beschreibt die Steifheit des Materials (s. Abb. 7).

2. Yield-Point (N/cm²): Nach Definition ist der Yield-Point die Spannung, bei der die Kraft trotz weiter zunehmender Verkürzung erstmalig konstant bleibt oder abfällt. Eine Zunahme der Dehnung führt in diesem Bereich erstmals nicht mehr zu einer Zunahme der Spannung (s. Abb. 7).

3. Energie (J): Die elastische Energie ist diejenige, die aufgewendet werden muß, um einen Körper im elastischen Bereich zu verformen. Diese wird im Idealfall eines elastischen Körpers nach Rückkehr in die Ausgangslage wieder frei. Im Gegensatz dazu wird bei der plastischen Energie eine irreversible Verformung herbeigeführt, deren Energie nicht mehr frei wird.

Die Gesamtfläche unter der erhaltenen Strain-stress-Kurve entspricht der bei 30% Kompression aufgenommenen elastischen und plastischen Energie. Die Integrierung der Kurve erfolgte rechnergestützt (s. Abb. 7).

4. Maximalspannung (N/cm²): Die Maximalspannung ist in der Werkstoffkunde definiert, als die höchste aufgetretene Kraft dividiert durch den Anfangsquerschnitt (So). Da die Proben kein Bruchverhalten zeigten, wie es in der Werkstoffkunde bekannt ist,

ist eine direkte Übertragung der Definition nicht möglich. In der Spannungs-Dehnungs-Kurve ließ sich jedoch die höchste aufgetretene Spannung im Intervall bestimmen (s. Abb. 6).

2.3.2.3 Statistische Auswertung der Meßwerte

Vor der statistischen Auswertung der Meßwerte im Vergleich der einzelnen Gruppen mußten die Daten mittels der Varianzanalyse bei Normalverteilung und dem H-Test nach Kruskal u. Wallis [335] bei nicht vorhandener Normalverteilung analysiert werden.

Die erfaßten Daten wurden mit dem Kolmogorow-Smirnow-Test auf Normalverteilung geprüft.

Danach erfolgte für beide Auswertungsgruppen getrennt mittels der einfachen Varianzanalyse bzw. dem H-Test die Überprüfung signifikanter Unterschiede in den Stichproben.

Um die einzelnen Behandlungsgruppen mit den jeweiligen Kontrollgruppen zu vergleichen wurden bei normalverteilten Daten der t-Test nach Student und als parameterfreies Verfahren der U-Test nach Mann u. Whitney für unabhängige Stichproben verwandt. Beim letztgenannten Test wird keine Normalverteilung vorausgesetzt [335].

Bei der Darstellung der Ergebnisse wurde als Lokalisationsparameter der Median (M) und als Dispersionsparameter der halbe Quartilsabstand (1/2QA) angegeben. Dies gewährleistet bei Vorliegen einer schiefen Verteilung und bei normalverteilten Daten eine korrekte Darstellung.

Die erhaltenen Daten wurden gegen die ermittelte Dichte der jeweiligen Probe für jede Gruppe gesondert in linearem und doppelt logarithmischen Maßstab aufgetragen. Für beide Methoden zeigte sich eine deutliche Korrelation.

Die Abhängigkeit der gemessenen Festigkeitsparameter von der Dichte läßt sich in der Formel darstellen:

$$P = a \cdot x^{b}.$$

P, Parameter der Probe
a, empirisch bestimmte Konstante
x, Materialeigenschaft (Dichte)
b, empirisch bestimmter Exponent, dieser entspricht der Steigung der Regressionsgeraden in doppelt logarithmischer Darstellung des entsprechenden Parameters und der Dichte

Die Werte für b sind für die Rohdaten und die normalisierten Werte in Abschn. 3.3.2.1 aufgeführt.

In einer 2. Auswertung wurden die gemessenen Werte normalisiert, d.h. die Dichte der Proben wurde in die Berechnungen miteinbezogen. Ein ähnliches Verfahren wurde von Mosekilde et al. [216] und Hanson et al. [118] beschrieben, da, wie oben ausgeführt, die Dichte für die Festigkeit des Knochens der wichtigste bestimmbare Parameter ist.

Hierfür wurde der gemessene Probenparameter durch die Potenz der Dichte in Annäherung an den gefundenen Wert b dividiert:

$$nP = \frac{P_i}{\text{Dichte}_i}.$$

nP normalisierter Parameter der Probe i (P_i) mit der *Dichte i.*

Die zu normalisierenden Daten wurden durch das Quadrat bzw. die 3. Potenz der Dichte geteilt. Dies hätte zu einer Änderung der Dimension des entsprechenden Wertes geführt. Da die Normalisierung jedoch nicht wie eine mathematische Formel oder ein physikalisches Gesetz zu verstehen ist, wurde die veränderte Dimension der normalisierten Daten durch ein vorangestelltes „n" gekennzeichnet.

Die normalisierten Parameter wurden, wie oben ausgeführt, der weiteren statistischen Auswertung unterzogen.

2.3.2.4 Biomechanische Untersuchungen an autoklavierten und bei 80 °C thermoinkubierten Spongiosablöcken: Ausreißversuch

Zur Überprüfung der Ausreißfestigkeit wurden porzine und humane Spongiosazylinder mit einer Länge von 55 und einem Durchmesser von 30 mm bei 80 und 134 °C thermoinkubiert bzw. autoklaviert. Als Vergleichsgruppen dienten native, unbehandelte porzine bzw. tiefgefrorene humane Spongiosazylinder. AO-Spongiosaschrauben mit einer Gewindelänge von 32 und einem Durchmesser von 6 mm wurden zentral in die Zylinder eingebracht und unter Zugbelastung an einer Universalprüfmaschine (Autograph 2000A) getestet. Aus den aufgezeichneten Zugkraftkurven wurden die Maximalkraftwerte ermittelt und statistisch ausgewertet.

2.4 Einheilungsdynamik desinfizierter und sterilisierter Tibiasegmente im Rattenmodell

Zielsetzung dieser Untersuchungen war es, die Gewebereaktion und das knöcherne Einbauverhalten isolog replantierter Tibiasegmente nach chemischer und physikalischer Behandlung im Rattenmodell makro- und mikroskopisch zu überprüfen.

2.4.1 Versuchstiere und Tierhaltung

Als Versuchsmodell dienten 90 Ratten eines Lewis-Inzuchtstamms, die bei Anlieferung im Alter von 12 Wochen als ausgewachsen galten und ca. 300 g wogen (Zentralinstitut für Versuchstierzucht, Hannover). Für die Versuche lag eine Genehmigung des Regierungspräsidenten in Gießen (AZ MR 38-1/88) vor. Die Tiere wurden von gelernten Tierpflegern versorgt. Die Fütterung erfolgte mit Alleinfutterpellets; Wasser wurde in Trinkflaschen ad libidum verabreicht. Die Tiere wurden nach Anlieferung per Zufall in 16 Gruppen eingeteilt, wobei 7 Gruppen zu 3 Tieren (Kurzzeitgruppe) und 9 Gruppen zu 7 Tieren (Langzeitgruppe) gebildet wurden. Auch die Zuteilung der verschiedenen Behandlungsmethoden für einzelne Tiergruppen wurde randomisiert. Danach wurden die Tiere mittels einer Kofferdamm-Lochzange mit fortlaufenden Nummern markiert.

2.4.2 Narkose- und Operationstechniken

Die Tiere wurden nach dem von Jahn [140] beschriebenen Verfahren in Allgemeinnarkose operiert. Durch eine i.m.-Injektion wurden 0,5 ml Pentobarbital-Natrium 60 (Nembutal, Fa. Rousselot) und 0,05 ml Xylazin (Rompun, Fa. Bayer) verabreicht. Die Narkosetiefe wurde durch Prüfung der Schmerzreflexe zwischen den Zehen der Ratte überprüft. Das Tier wurde im Operationsgebiet rasiert und anschließend 2mal mit Braunol (Fa. Braun) desinfiziert. Während der Operation wurden die Tiere gegen Wärmeverlust mit Zellstoff abgedeckt.

Die Operationen wurden unter halbsterilen Bedingungen in einem Tieroperationsraum durchgeführt, wobei die Abdecktücher, sowie das Instrumentarium und die Handschuhe der Operateure steril waren.

Die Spendertiere wurden, wie oben aufgeführt, narkotisiert und das isologe Tibiasegment entnommen.

Nach Anlage eines ca. 3 cm langen prätibialen Hautschnitts erfolgte die Freipräparation der Tibia und Entnahme eines 7 cm langen Tibiadiaphysenanteils, das mittels einer Säge (Fa. Proxxon) unter Wasserkühlung entnommen wurde. Nach mechanischer Säuberung des Transplantats wurde es den verschiedenen Sterilisations- bzw. Desinfektionsmaßnahmen zugeführt (Tabelle 2). Zwischenzeitlich wurde es bis zur Behandlung bzw. bis zur Replantation in physiologischer Kochsalzlösung eingelegt.

Die Spenderratten wurden nach Versuchsende mit einer intrakardialen Injektion von 0,1 ml T 61 getötet.

2.4.3 Kurzzeitgruppe zur Überprüfung der Gewebereaktion

Zur Überprüfung, ob die Vorbehandlung zu akuten Gewebeveränderungen, wie Entzündungs-, Abstoßungs- oder Fremdkörperreaktionen als Folge verbliebener Chemi-

Tabelle 2. Übersicht der Behandlungsverfahren vor der Replantation der Rattentibiasegmente

Chemisch	Äthanol (70%) THF PVJ
Thermisch	80 °C 100 °C 134 °C autoklaviert
Radioaktive Strahlung	β-Strahlen γ-Strahlen (25 kGy)

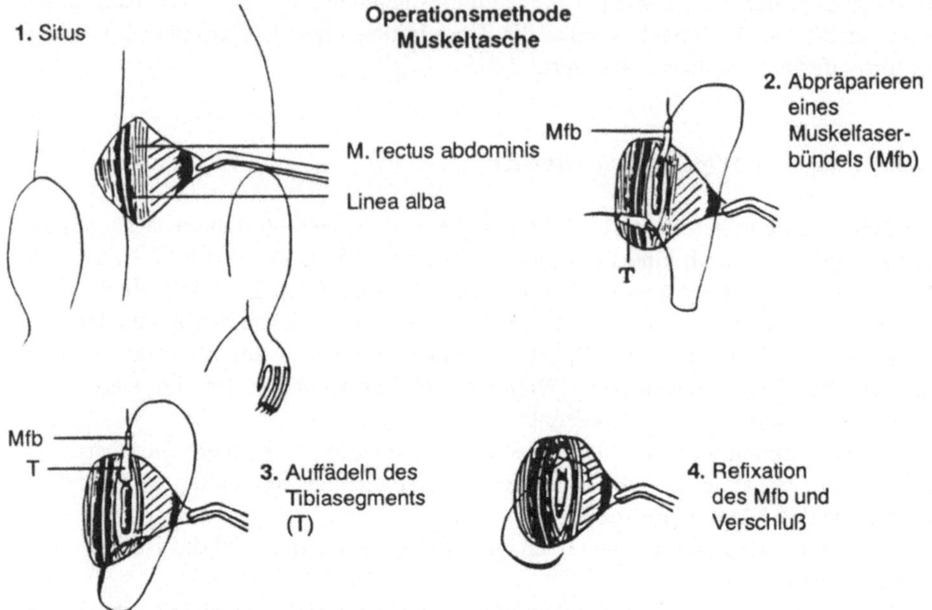

Abb. 8. Skizze zur Durchführung der Kurzzeitversuche

kalienreste oder denaturierter Eiweißstrukturen führte, wurde nach Schwarz et al. [271] folgender Versuchsablauf durchgeführt:

Nach einem ca. 2 cm langen abdominellen Paramedianschnitt wurde ein 1 cm langes Muskelbündel mit Faszie abpräpariert, distal abgelöst und mit einem Vicrylfaden (Fa. Ethicon) angeschlungen. Dieses Muskelbündel wurde durch den Markraum des 7 mm langen und zuvor gesäuberten und vorbehandelten (Tabelle 2) isologen Tibiasegments durchgeführt und dann wieder an originärer Stelle am Sehnenansatz refixiert. Danach erfolgten der schichtenweise Wundverschluß und Nebacetinsprühverband (Abb. 8).

2.4.4 Langzeitgruppe zur Überprüfung des Einbauverhaltens

Nach präoperativer Vorbereitung wurde am linken Unterschenkel ein ca. 3 cm langer prätibialer Hautschnitt angelegt und die Tibia freipräpariert. Zur Weichteilschonung wurde ein Zahnarztspatel verwendet. Danach erfolgte die Entnahme eines 7 mm langen Tibiadiaphysenfragments, analog der Entnahme des Spendertransplantats. Das proximale Tibiasegment wurde nun mit einem Kirschner-Draht der Stärke 1,0–1,1 mm aufgefädelt, das vorbehandelte isologe Segment in loco typico replantiert und der Bohrdraht von proximal nach distal intramedullär entsprechend der Marknageltechnik vorgetrieben. Die Rotationsstabilität der Osteosynthese war durch die bei der Ratte mit der Tibia distal verwachsene Fibula gegeben. Abschließend erfolgte der schichtenweise Wundverschluß und ein Nebacetinsprühverband (Abb. 9).

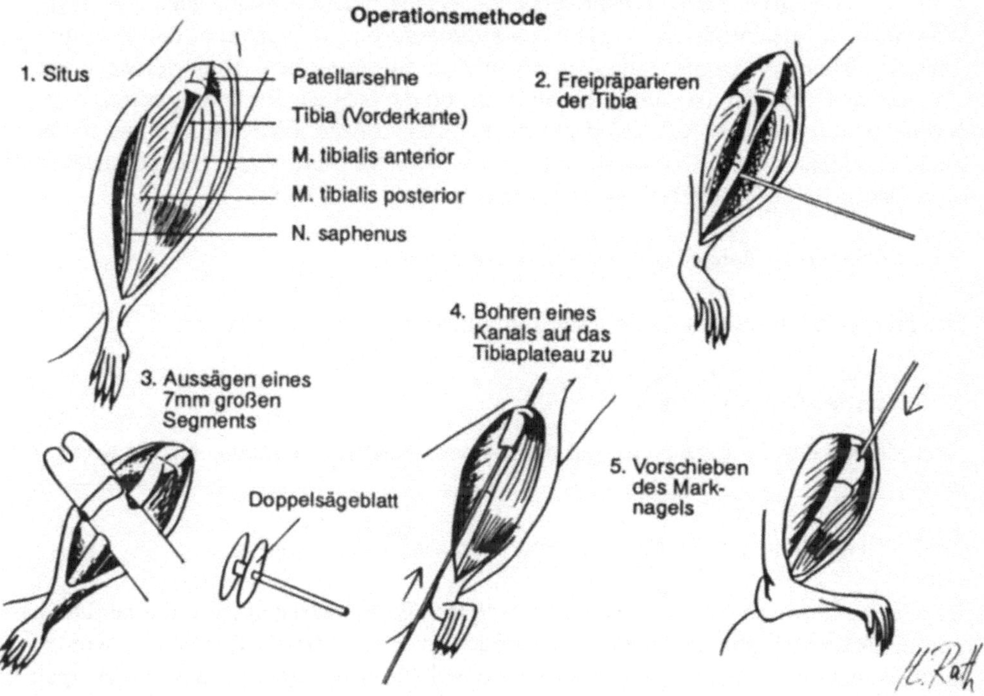

Abb. 9. Skizze zur Durchführung der Langzeitversuche

Da sich im Verlauf der Versuche zeigte, daß der Kirschner-Draht im distalen Fragment der Tibia insbesondere in autoklavierten Präparaten nicht genügend Stabilität fand, wurde ein Kirschner-Draht mit einem Gewinde an der Spitze angefertigt, der sich besser im distalen Fragment verankern ließ.

Die Empfängertiere wurden nach Versuchsende zur Entnahme der Präparate nochmals narkotisiert (s. oben) und danach entsprechend den Spendertieren geopfert.

2.4.5 Sterilisations- und Desinfektionsmethoden

Zur Behandlung der Transplantate wurden chemische, physikalische und kombinierte Methoden angewandt:

2.4.5.1 Thermische Behandlung der Transplantate

Die Tibiasegmente wurden in ein Ringer-Lactatbad eingetaucht, das durch einen Plattenelektrokocher auf 100 °C erhitzt wurde (Wasserbadheizgerät, Fa. Julabo VC 5, Temperaturkontrolle ± 0,1 °C). Das Transplantat verblieb nach Erreichen der 100 °C für 30 min bei konstanter Temperatur im Bad. Danach wurde es steril entnommen und nach Abkühlung gespült und sofort replantiert.

Auch in den nachfolgend beschriebenen Versuchsabläufen wurde nach ausgiebiger Waschung des desinfizierten Transplantats die sofortige Replantation durchgeführt. Zum Autoklavieren wurden die Transplantate in ein Zweitütensystem verpackt und anschließend 3mal für 10 min im Vakuum entlüftet. Nach der Entlüftung erfolgte die Autoklavierung bei 134 °C und 2,5 atü für 8 min. Die Autoklavierung erfolgte in der Zentralsterilisation des Klinikums (s. 2.3.1). Nach 10minütiger Trocknungszeit erfolgte das gleiche Vorgehen wie oben beschrieben.

2.4.5.2 Chemische Behandlung des Transplantats

Die Transplantate wurden für 24 h steril in folgende Lösungen gelegt:

- Polyvidon-Jod (PVJ, s. 2.3.1)
- Tetrahydrofuran (THF, s. 2.3.1)

Nach der sterilen Entnahme erfolgte die ausgiebige Waschung und sofortige Replantation.

2.4.5.3 Behandlung des Transplantats durch ionisierende Strahlung

Die Segmente wurden in einer CO60 Anlage (Fa. Braun, Melsungen) mit einer Dosis von 23,94 kGy (Dosis an der Probenoberfläche ± 6%) bestrahlt. Die Proben wurden nach Entnahme vom Spendertier in ein Plastikdöschen verpackt, das mit einigen Tropfen Ringer-Lactat gefüllt war. Das Döschen wurde erst zur Replantation nach der Bestrahlung wieder geöffnet.

2.4.5.4 Kombinierte Verfahren

Zur Lyophilisation wurden die Segmente nach der Entnahme in sterile 1-ml-Spritzen gebracht und diese verschlossen. Nach 3tägiger Kühlung bei – 40 °C wurden sie nach Öffnen der Spritzen für 18 h im Vakuum von 0,05 atm (Fa. Christ Alpha I-5) lyophilisiert. Danach wurden die Schaftstücke unter sterilen Bedingungen bei ca. 22 °C Raumtemperatur gelagert, bevor sie replantiert wurden. Die Sterilität der Knochen wurde durch nicht nachweisbares Keimwachstum in der Nährbouillon überprüft.

Eine Transplantatgruppe wurde lyophilisiert und bestrahlt. Entsprechend oben aufgeführten Bedingungen wurde zuerst die Lyophilisation und danach die Bestrahlung (s. 2.4.5.3) durchgeführt.

Unter Ausnutzung des Siedepunkts des Äthanols wurde 80%iges Äthanol auf 80 °C erhitzt. Um eine zu starke Verdunstung zu vermeiden, wurde ein Erlenmeyer-Kolben mit kleiner Öffnung benutzt. Nach Erreichen der Temperatur (± 0,1 °C) wurde das Transplantat eingelegt und für 60 min im Äthanolsud belassen.

2.4.6 Versuchsablauf

In der Kurzzeitbeobachtung wurden 7 Gruppen mit 3 Tieren gebildet:

- Eine Kontrollgruppe, d.h. ein isogen transplantiertes unbehandeltes Tibiasegment
- Zwei Gruppen chemischer Behandlung (Polyvidonjod, Tetrahydrofuran)
- Eine Gruppe bestrahlter Transplantate
- Zwei Gruppen thermischer Behandlung (100 °C, 134 °C autoklaviert)
- Eine Gruppe kombinierte Behandlung (80 °C mit 80%igem Äthanol)

Für diese Gruppen wurde ein Beobachtungszeitraum von 2 Wochen gewählt. In der Langzeitbeobachtung wurden 9 Gruppen mit 7 Tieren gebildet. Wegen schlechter Stabilität der Marknagelosteosynthese in der autoklavierten Gruppe wurden nach Auswertung nochmals 5 Tiere nachoperiert, wobei ein Kirschner-Draht mit Gewinde an der Spitze benutzt wurde. Ein solcher Marknagel kam auch bei der Bestrahlungs- und Lyophilisationsgruppe zu Anwendung. Als Beobachtungszeitraum wurden für diese Gruppe 3 Monate ausgewählt, da innerhalb dieses Zeitraums eine knöcherne Konsolidierung zu erwarten war [290].

Als Ausschlußkriterien galten in der Kurzzeitgruppe eine Wundinfektion, in der Langzeitgruppe eine Infektion, Pseudarthrose am Osteotomiespalt sowie Frakturen oder Kirschner-Draht-Lockerungen, die zu einer Instabilität der Osteosynthese führten.

2.4.7 Versuchsauswertung

2.4.7.1 Polychrome Sequenzmarkierung

Zur Vorbereitung der histologischen Auswertung diente die polychrome Sequenzmarkierung der Tiere [207, 239, 240, 290]. Diese fluoreszierende Farbstoffmarkierung läßt neu gebildeten Knochen abhängig von der Entstehungszeit farblich unterschiedlich zur Darstellung kommen. Die Tiere wurden nach folgendem Schema markiert, wobei die Farbstoffe i.m. injiziert wurden (Tabelle 3).

Bei den Kurzzeitgruppen wurde Calcein am 5. Tag und Tetracyclin am 10. Tag in obiger Dosis appliziert. Xylenol wurde hierbei nicht angewendet.

Tabelle 3. Schema der Polysequenzmarkierung

Woche	Farbstoff	Dosis [mg/kg/KG)
2–3	Calcein (blau)	5
6–7	Xylenol (orange)	90
10–11	Tetracyclin (gelb)	30

2.4.7.2 Herstellung der Präparate

Nach 12 bzw. 90 Tagen wurden die Präparate in Kurznarkose entnommen. Die Entnahme erfolgte vor Tötung der Tiere, um einen möglichst hohen Anteil an vitalen Zellen im Präparat zu erhalten. Bei der Kurzzeitgruppe wurde das eingebettete Tibiasegment mit umgebender Muskulatur entnommen, bei der Langzeitgruppe der Unterschenkel im Knie und Sprunggelenk exartikuliert.

2.4.7.3 Röntgenbefunderfassung

Entweder vor der Entnahmeoperation oder nach der Exartikulation wurden die Unterschenkel in der Langzeitgruppe zuerst mit liegendem Nagel, danach ohne Marknagel geröntgt. Dazu diente das 43805 N X-Ray-system-Faxitron-series (Fa. Hewlett Packard). Belichtet wurde mit 57 kV für 1 s unter automatischer Einstellung abhängig von der Präparatdicke. Es wurden Agfa- und Kodakfilme verwendet. Zur Auswertung wurde ein eigenes Schema entwickelt, das die beiden proximalen Kortikalisanschlüsse des Transplantats in Beziehung zum Wirtsknochen beurteilte. Aufgrund der teilweise mangelnden Stabilität im distalen Osteotomiespalt wurde dieser nicht in die Bewertung mit einbezogen (s. Abschn. 3 und 4). Die maximal erreichbare Punktzahl betrug 4 Punkte pro proximalem Kortikalisanschluß, so daß höchstens 2 x 4 = 8 Punkte zu erreichen waren (Tabelle 4). Die Auswertung erfolgte nach Unkenntlichmachung der Gruppenzugehörigkeit getrennt durch 2 Untersucher. Bei unterschiedlicher Bewertung durch die Untersucher wurde der Mittelwert gebildet.

2.4.7.4 Histologische Auswertung

Zur histologischen Auswertung wurde an beiden Seiten des Transplantats ein ca. 2–3 mm langer Anteil des Wirtsknochens belassen; einige Präparate wurden auch zur

Tabelle 4. Schema zur Erfassung der röntgenmorphologischen Befunde im Langzeitversuch

Röntgenbefund	Punkte
Segmentübergang kaum zu erkennen, sehr gute Auffüllung des Osteotomiespalts	4
Segment mit undeutlicher Abgrenzung zum Wirtslager, Osteotomiespalt sichtbar mit neugebildetem Knochen aufgefüllt	3
Manschette aus neuem Knochen, Segment gut erkennbar, Osteotomiespalt spärlich mit neugebildetem Knochen aufgefüllt	2
Massiv Kallusbildung mit sehr geringer Auffüllung des Spalts	1
Deutlich verzögerte knöcherne Heilung, Pseudarthrose	0

Anfertigung von Übersichtsbildern in toto belassen. Die Fixierung erfolgte nach folgendem Schema:

- Einlegen der Präparate für 5 Tage in eine Mischung aus 1/3 37%igem Formalin und 2/3 96%igem Äthanol.
- Einlegen in 80%igem Alkohol, wobei der Alkohol regelmäßig gewechselt wurde.
- Zur weiteren Behandlung wurde das Präparat für jeweils 1 Tag in 90%igen Alkohol, danach in 100%igen Alkohol gelegt, wobei auch hier das Äthanol regelmäßig gewechselt wurde.

Zur Gewinnung der lichtmikroskopischen Präparate wurde ein Teil der Präparate mit $AlCl_3$, Ameisensäure und HCl entkalkt und in Parafin eingebettet. Es wurden 5 µm dicke Schnitte angefertigt, die mit den Färbetechniken HE, Elastica Ladewig und Masson Goldner behandelt wurden. Die Schnitte wurden am Axiomaten untersucht und photographiert.

Zur Gewinnung der fluoreszenzmikroskopischen Präparate wurden diese in aufsteigender Alkoholreihe entwässert und in 4 Schritten zum Sägen eingebettet:

Zuerst wurden die Proben für 1 Tag in Methylmethacrylat gegeben, danach für 1–2 Wochen bei 37 °C in ein Gemisch aus 800 ml Methylmetacrylat, 100 ml Plartoid und 15 g Benzoylperoxyd gelagert. Die Plastikmasse polymerisierte im Wasserbad aus, dessen Temperatur täglich um 1 °C ausgehend von 28 bis auf ca. 34 °C gesteigert wurde. Aus den fertigen Plastikblöcken wurden mit einem Sägemikrotom ca. 150 µm dicke Dünnschnitte hergestellt. Pro Knochen wurden so 2–3 Schnitte gewonnen. Nach Aufkleben auf eine Plexigglasscheibe wurden die Präparate unter Wasserkühlung auf 80–100 µm herabgeschliffen. Abschließend wurden die Präparate unter Verwendung eines Diamantpoliermittels auf einer rotierenden Samtscheibe behandelt.

Die Dokumentation der Befunde erfolgte unter Auflicht am Axiomaten (Fa. Zeiss) unter folgender Filterkombination: Erregerfilter BP 365, Teilerspiegel FT 395 und Sperrfilter 397. Die Befunde wurden mittels einer im Mikroskop integrierten Kamera dokumentiert.

Zur Polarisationsmikroskopie wurde auf das Mikroskop (Zeiss Photomikroskop III) zusätzlich ein drehbarer Polträger mit einem Polarisationsfilter angebracht [268].

2.4.8 Definition der Zielvariablen

Die Beurteilung der Gewebereaktion erfolgte rein deskribtiv subjektiv. Die Beurteilung des mikro- und makromorphologischen Einbauverhaltens erfolgte beschreibend subjektiv und semiquantitativ. Für die Röntgenbildmorphologie kam dabei folgendes Punkteschema zur Anwendung:

Der proximale Osteotomiespalt wurde separat bewertet, wobei noch zwischen linker und rechter Kortikalisbrücke unterschieden wurde. Je nach Druchbauung wurden 0–4 Punkte vergeben, so daß pro Präparat maximal 8 Punkte erreicht werden konnten.

Bei der mikroskopischen Auswertung wurde in Anlehnung an Ascherl [7] folgendes Schema (Tabelle 5) für die Licht- und Fluoreszenzmikroskopie (außer Gefäßeinsprossung) angewendet:

Tabelle 5. Schema zur Erfassung histologischer Befunde im entkalkten Präparat

	Punkte
Knochenneubildung	0–12
Resorption	0–12
Gefäßeinsprossung	0–12
Kortikalisanschluß	0–24
Osteogenese im Markraum	0–03

Die semiquantitative Auswertung erfolgte nach Unkenntlichmachung der Gruppenzugehörigkeit durch 2 Untersucher. Dabei wurden die entkalkten und nicht entkalkten Präparate gesondert beurteilt. Die Punktzahl sämtlicher zur Beurteilung möglicher Präparate wurde addiert und durch die Präparate- und Untersucheranzahl (zwei) geteilt.

Wie sich im Versuchsablauf herausstellte, waren bei einigen Präparaten die distalen Osteotomiestellen mechanisch nicht stabil. Um keine Artefakte in der histologischen Auswertung wegen einer instabilen Osteosynthese zu erhalten, wurde nur der proximale Osteotomiespalt zur Auswertung herangezogen.

3 Ergebnisse

3.1 Untersuchungen zur HIV-Inaktivierung

3.1.2 Qualitative Analyse der diffundierten Äthanolmenge

Nach 24stündiger Diffusion von 70%igem Äthanol gegen eine HIV-Suspension durch eine 3 und eine 6 mm dicke Spongiosascheibe war eine Inaktivierung von HIV nicht nachweisbar (Abb. 10, 11).

Die Ergebnisse wurden durch den Abbott-HIV-Antigen-EIA festgestellt und lichtmikroskopisch, bei den T-Lymphozyten durch Synzytienbildung bei den Makrophagen durch Spindelzellbildungen als Zeichen einer Infektion überprüft.

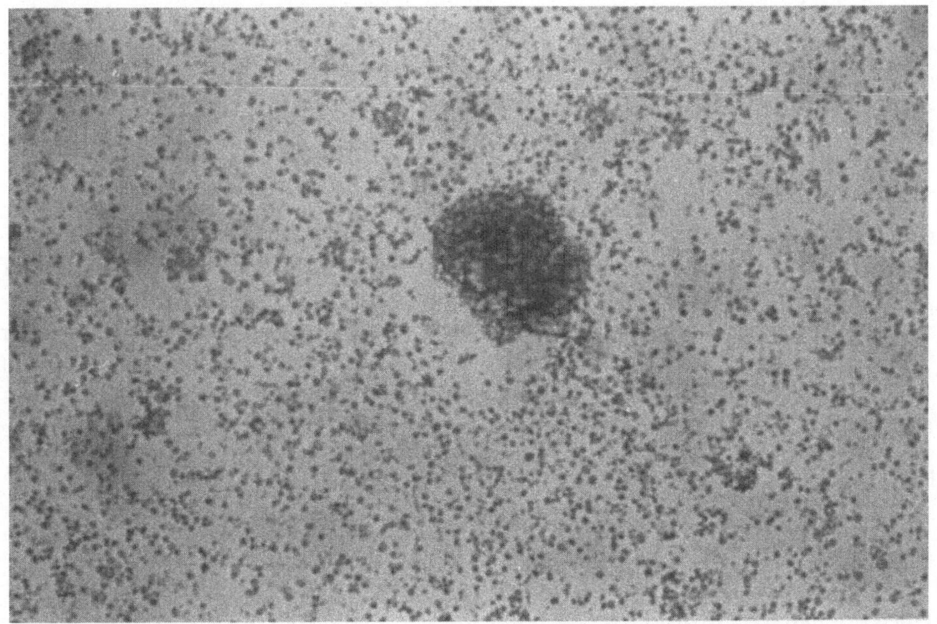

Abb. 10. Zelldeformitäten von T-Lymphozyten (Synzytien) nach 24stündiger Diffusion von Äthanol durch eine 3-mm-Spongiosascheibe als Zeichen der noch bestehenden Infektiosität

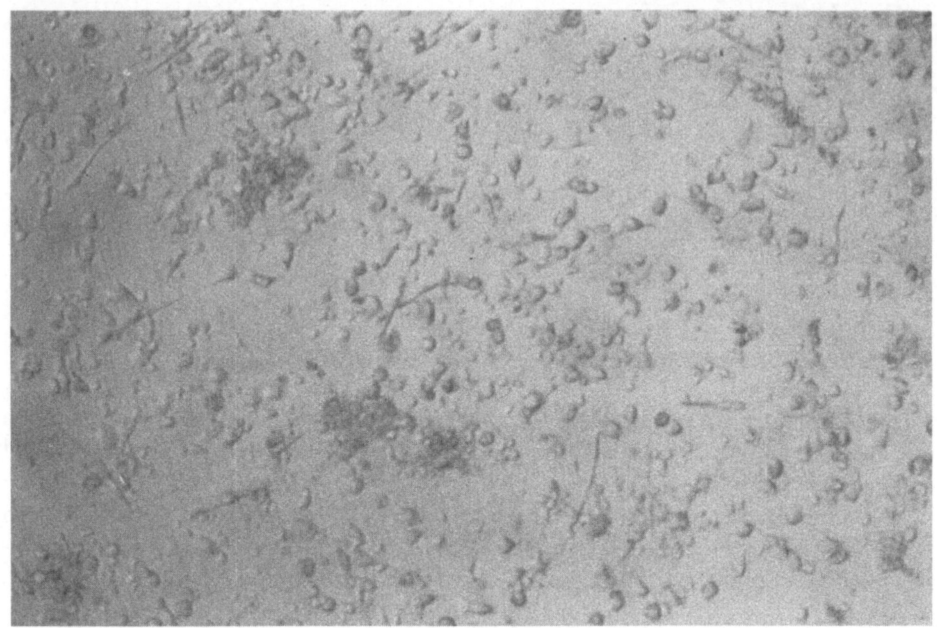

Abb. 11. Zelldeformitäten von Makrophagen (Spindelzellen) nach 24stündiger Diffusion von 70% Äthanol gegen eine HIV-Suspension durch eine 3-mm-Spongiosascheibe als Zeichen der bestehenden Infektion

3.1.3 Quantitative Analyse der diffundierten Äthanolmenge durch Konzentrationsbestimmung

Nach 24stündiger Diffusion von 70%igen Äthanol durch eine 3 mm dicke Spongiosascheibe betrug der Median der Äthanolkonzentration 25,3 Vol%, bei einer Schichtdicke von 6 mm 18,0 Vol% (Abb. 12). Dabei zeigte sich kein linearer Verlauf der Konzentration, sondern eine sich pro Zeiteinheit abflachende Konzentrationszunahme. Auffällig war die große Spannweite der Äthanolkonzentrationen bei der 3-mm-Schicht, insbesondere nach 24stündiger Diffusionszeit. Bei der 6-mm-Schicht war die Spannweite geringer. Im U-Test nach Mann u. Whitney bestand bei der 6-mm-Schicht ein Signifikanzniveau von 0,001, bei der 3-mm-Schicht schwankte sie je nach Diffusionszeit zwischen 0,005 (2–6 und 12–24 h) und 0,1 (6–24 h).

3.1.3.1 Quantitative Analyse der diffundierten Peressigsäuremenge durch Konzentrationsbestimmung

Nach 4stündiger Diffusion durch 6 mm dicke Spongiosascheiben (n = 10) wurden Konzentrationen von 0,093–0,354 Vol% bestimmt (Abb. 13 a). Bei einer Schichtdicke von 12 mm lagen die gemessenen Konzentrationen zwischen 0,063 und 0,161 Vol% (Abb. 13 b). Dabei vergrößerte sich die Spannweite der Meßwerte mit Zunahme der Diffusionszeit.

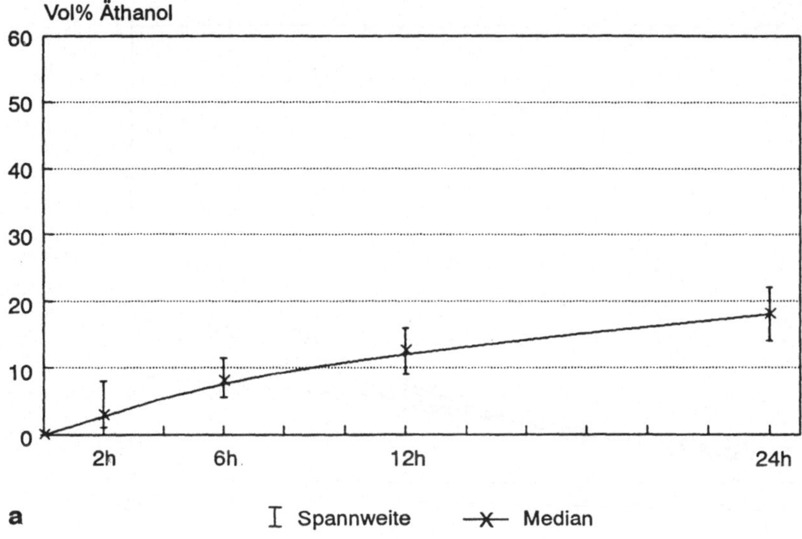

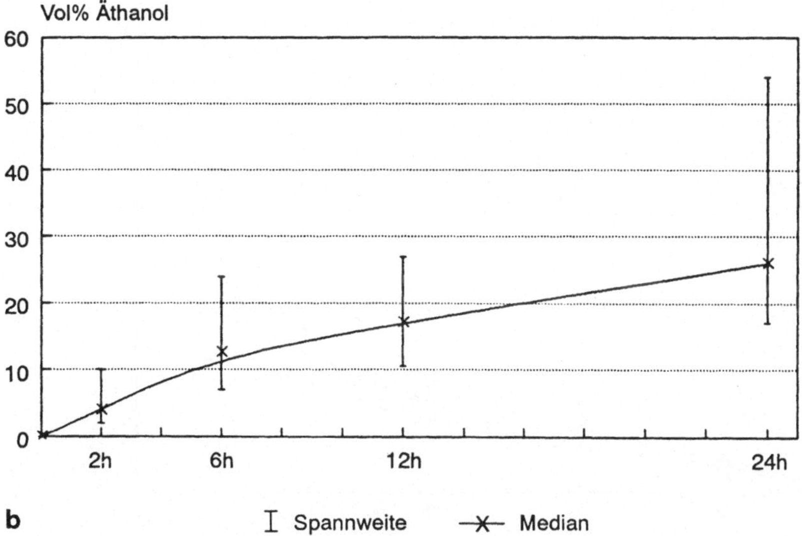

Abb. 12 a, b. Gaschromatographische Messung der Äthanolkonzentration nach Penetration durch **(a)** eine 3-mm- und **(b)** eine 6-mm-Spongiosascheibe

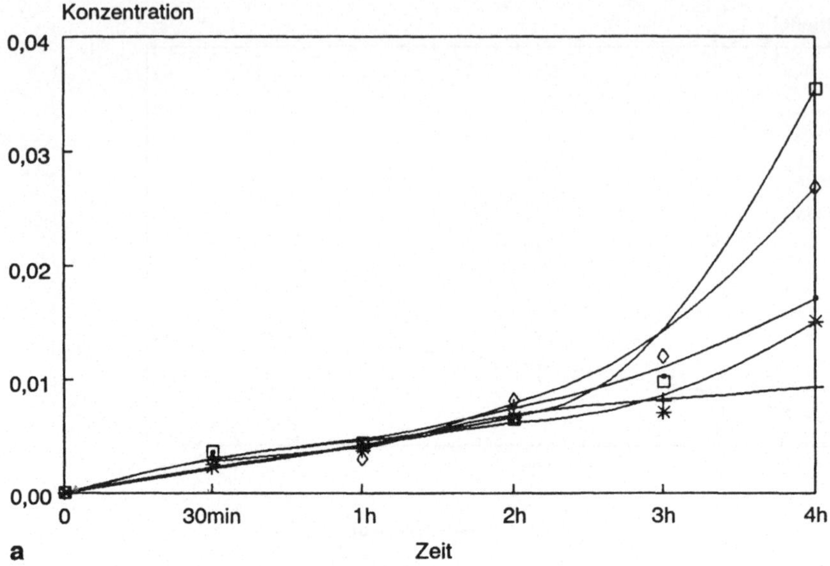

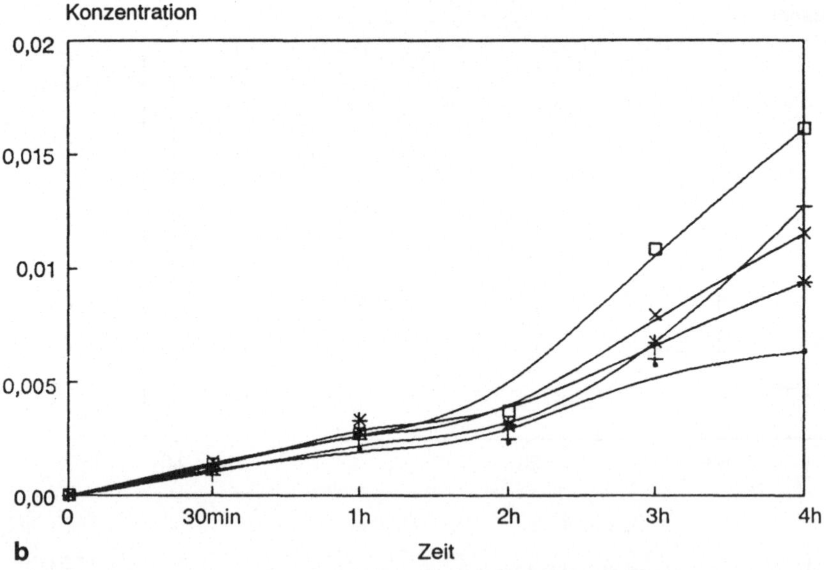

Abb. 13 a, b. Gaschromatographische Messung der Peressigsäurekonzentration nach Penetration durch **(a)** eine 6-mm- und **(b)** eine 12-mm-Spongiosascheibe

Tabelle 6. Abbott-HIV-Antigen-EIA nach Bestrahlung einer HIV-Suspension in Abhängigkeit zur Dosis

	Dosis [kGy]	Antigentiter	Ergebnis
β-Strahlung	2	0,093	Reactive
		0,138	Reactive
	7	0,116	Reactive
		0,091	Reactive
	10	0,085	
		0,108	Reactive
	15	0,073	
		0,079	
	25	0,071	
		0,077	
γ-Strahlung	15	0,073	
		0,077	
Kontrolle		0,111	Reactive
		0,138	Reactive

3.1.4 HIV-Inaktivierung durch ionisierende Bestrahlung

Die mit dem Elektronenbeschleuniger bestrahlten HIV-Suspensionen waren im Abbott-HIV-Antigen-EIA bei einer Dosis von 2 und 7 kGy positiv, bei einer Dosis von 10 kGy einmal positiv und einmal negativ. Somit mußte auch 10 kGy als nicht ausreichende Dosis angesehen werden.

Die mit der γ-Bestrahlung durchgeführten Versuche zeigten bei 2,7 und 10 kGy einen positiven Antigentest, bei 15 kGy war kein Virusantigen mehr nachweisbar (Tabelle 6).

3.2 Inaktivierung vegetativer Keime durch thermische Behandlung

3.2.1 Wärmedurchgang im spongiösen Knochen

Der Wärmedurchgang bei 80 °C Kerntemperatur im spongiösen Menschen- und Schweineknochen zeigte eine e-Funktion, die für beide Spezies annähernd identisch war. (Abb. 14).

Aus den Wertepaaren 15, 25 und 30 mm wurde eine Funktionsgleichung erstellt. Der Algorithmus erfolgte PC-gesteuert (Hewlett Packard, Handbuch 1982). Es zeigte sich eine Korrelation von 0,99. Nach der Formel erfolgte die Kurvenanpassung. Wärmedurchgang bei menschlicher Spongiosa (80 °C):

$$y = 4{,}22 \cdot x^{1{,}87}.$$

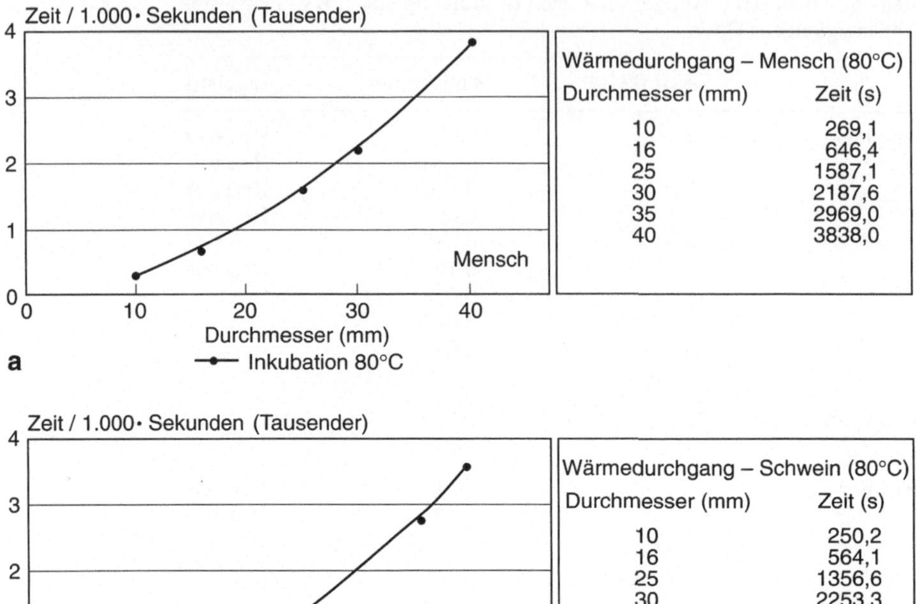

Abb. 14 a, b. Wärmedurchgang spongiösen Knochens (**a** Mensch, **b** Schwein) in Abhängigkeit der Schichtdicke (80 °C)

Wärmedurchgang bei Schweinespongiosa:

$$y = 2{,}56 \cdot x^{0{,}99}.$$

Daraus wurde eine Extrapolation für weitere Schichtdicken von 33, 35, 37, 40 mm berechnet.

Als Beispiele für den zeitabhängigen Wärmedurchgang in Abhängigkeit zur Zeit sind in Abb. 15 und 16 die Erwärmungskurven für verschiedene Schichtdicken von Schweine- und Menschenknochen bei 60 und 80 °C dargestellt. Zur Ermittlung der Endzeit, d.h. des Zeitpunkts, an dem die Zieltemperatur erreicht wurde, mußte die Zeitkonstante (tau) ermittelt werden. Sie gibt an, nach welcher Zeit 63% des Endwerts erreicht sind. Sie wurde graphisch ermittelt, indem an dem Punkt der stärksten Steigung eine Tangente gelegt wurde. Die Zeit entspricht dann der Zeit zwischen dem Schnittpunkt von Tangente mit Anfangs- und Endwert. Nach 5 · tau sind dann 99% des Ausgangswerts erreicht.

Die Varianzanalyse zeigte einen speziesspezifischen Unterschied im Aufheizungsverhalten zwischen humaner und tierischer Spongiosa.

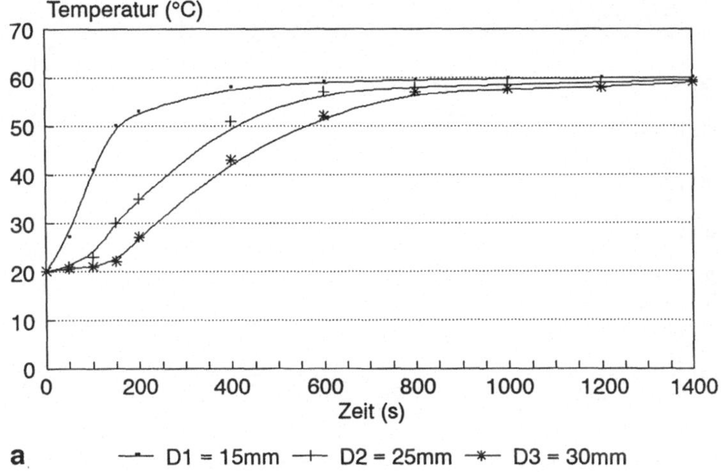

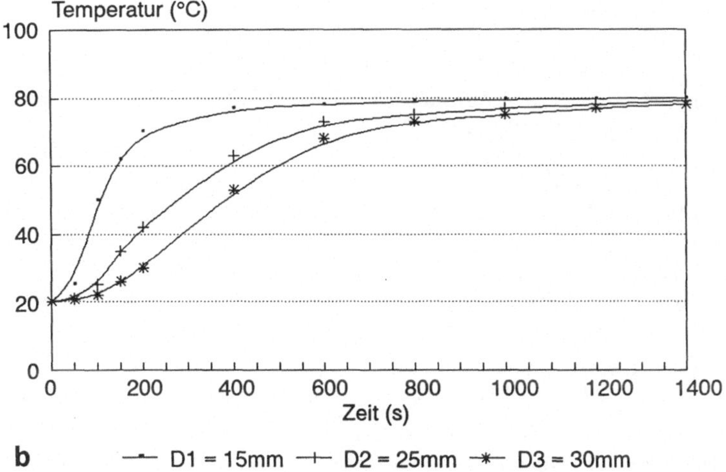

Abb. 15 a, b. Erwärmungszeiten spongiösen Knochens (80 °C) in Abhängigkeit der Schichtdicke (Mensch)

Bei einem Signifikanzniveau $p < 0{,}0055$ wird, unabhängig von der Inkubationstemperatur, humane Spongiosa langsamer aufgeheizt. Wechselwirkungen zwischen den Spongiosaspezies und den Probekörperdurchmessern sowie der thermischen Relaxationszeit treten mit $p < 0{,}7\,E - 005$ auf.

Die Dichtebestimmung erfolgte durch Ermittlung von Volumen und Gewicht der Proben. Dazu wurden diese für 24 h im Wärmeschrank bei 37 °C aufbewahrt und anschließend für etwa 20 h bei Raumtemperatur gelagert. Das so bestimmte Gewicht wurde als Trockengewicht definiert. Nach Ermittlung des Volumens erfolgte die Berechnung der Dichte (vgl. 2.3.2.1).

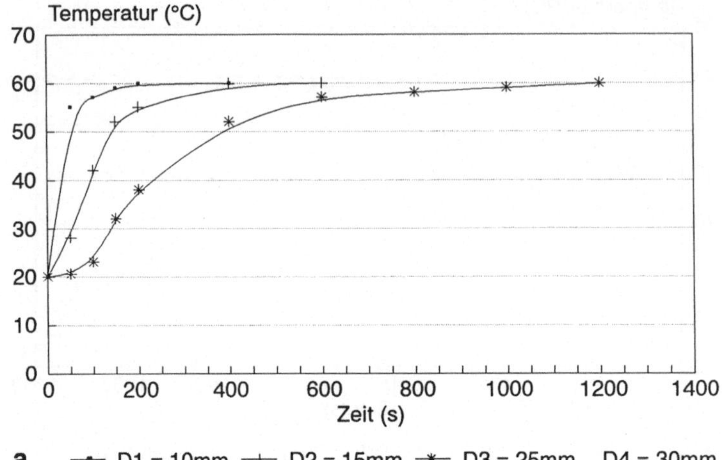

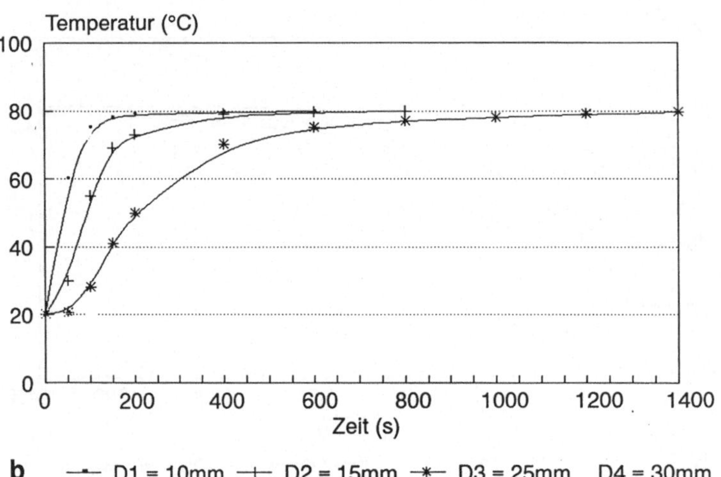

Abb. 16 a, b. Erwärmungszeiten spongiösen Knochens (80 °C) in Abhängigkeit der Schichtdicke (Schwein)

Dabei ergab sich für die humanen Spongiosablöcke eine Dichte (x) von:

x = 0,73 g/dl;

und für Schweinespongiosa eine Dichte (x) von:

x = 0,69 g/dl.

3.2.1.1 Qualitätskontrolle des Thermoinkubators

Zur Überprüfung der Inaktivierung vegetativer Keime durch den Thermoinkubator bei 80 °C wurden mit Staphylokokken kontaminierte Hüftköpfe (n = 10) auf 80 und 70 °C im Inkubator erwärmt. Das Wasserbad wurde danach auf bakterielle Erreger untersucht (s. 2.2.2).

Nach Erhitzung der Hüftköpfe auf 80 °C und einer anschließenden Behandlungszeit von 10 min ließ sich in keiner der entnommenen Proben ein positiver Keimnachweis führen. Bei der Erwärmung auf 70 °C und einer Einwirkzeit von 10 min zeigten alle 10 Kontrollen Keimwachstum.

3.2.2 Inaktivierung vegetativer Testkeime durch thermische Desinfektion

Die Überprüfung der Thermoresistenz von Streptoccocus faecalis zeigte, daß dieser bei einer Erwärmung von 70 °C und einer Einwirkzeit von 10 min stabil war. Sämtliche 20 Proben von Streptoccocus faecalis ließen sich nach diesen Prüfbedingungen reisolieren. Nach einer Erhitzung der Spongiosablöcke auf 80 °C ließ sich keiner der Testkeime aus dem Blockinneren mehr reisolieren. Somit konnte der Nachweis der Desinfektion dieses Testkeims im Spongiosablock geführt werden. Die Überprüfung der Thermoresistenz von Staphylococcus aureus zeigte bis 70 °C bei einer Einwirkzeit von 15 min, daß alle 20 der eingesetzten Bioindikatoren reisolierbar waren.

Bei einer Abtötungszeit von 10 min und einer Erwärmung des Knochenblocks auf 80 °C ließ sich Staphylococcus aureus aus keiner der Proben mehr reisolieren. Die bakteriologischen Versuche mit vegetativen Keimen, die bei 70 °C noch aktiv waren, bestätigten die durch die Wärmedurchgangsmessungen berrechneten Kerntemperaturen im Spongiosablock und damit den Nachweis der Erregerinaktivierung.

3.2.3 Inaktivierung thermoresistenter Keime durch Autoklavierung

Nach Autoklavierung der 3 Knochenblöcke bei 121 °C für 20 min und bei 134 °C für 5 min ließ sich keiner der Testkeime mehr reisolieren.

Die Versuche bestätigten die durch die physikalischen Messungen (s. 3.2.1) vermutete Annahme, daß die Autoklavierung des Spongiosablocks auch im Zentrum des Knochenblocks eine Sterilisation gewährleistet.

3.3 Auswirkungen der Desinfektionsmaßnahmen auf die Knochenmorphologie

3.3.1 Rasterelektronenmikroskopische Befunde

Chemische Desinfektion: Die mit Äthanol behandelten Präparate zeigten keine Veränderungen der kollagenen Fibrillen gegenüber der Kontrollgruppe. Auch bei 6000facher Vergrößerung war kein Unterschied beider Gruppen feststellbar (Abb. 17). Auch bei der mit THF und Adipinsäure behandelten Proben waren keine wesent-

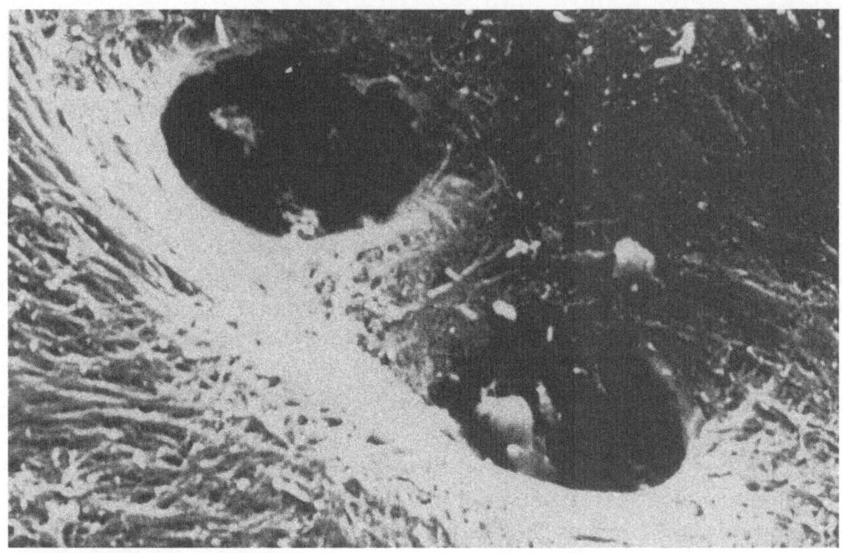

Abb. 17. Normale, feinfibrilläre Strukturen der Kollagenfasern nach Behandlung mit Äthanol 70% (REM Vergr. 6000:1)

lichen ultrastrukturellen Veränderungen feststellbar. Lediglich bei der mit PVJ behandelten Gruppe zeigten sich beginnende Verklumpungen der Kollagenfibrillen bei jedoch noch erhaltener Strukturierung.

Thermische Desinfektion: Bei der Erhitzung bis 80 °C zeigten sich lediglich beginnende Unregelmäßigkeiten in der fibrillären Struktur des Kollagens. Ab 100 °C und insbesondere in der autoklavierten Gruppe kam es zu einer völligen Verklumpung der fibrillären Fasern und somit zu einer Denaturierung der Proteinstrukturen (Abb. 18).

Radioaktive Bestrahlung: Die mit 25 kGy bestrahlten Präparate zeigten bei erhaltener Netzstruktur der Kollagenfibrillen beginnende Verklumpungen der fibrillären Strukturen, vergleichbar etwa den Veränderungen bei einer Erhitzung auf 80 °C (Abb. 19).

Kombinierte Verfahren: Nach Erhitzung 80%igen Äthanols zum Siedepunkt entsprachen die ultrastrukturellen Veränderungen denen der thermischen Einwirkung bei 80 °C.

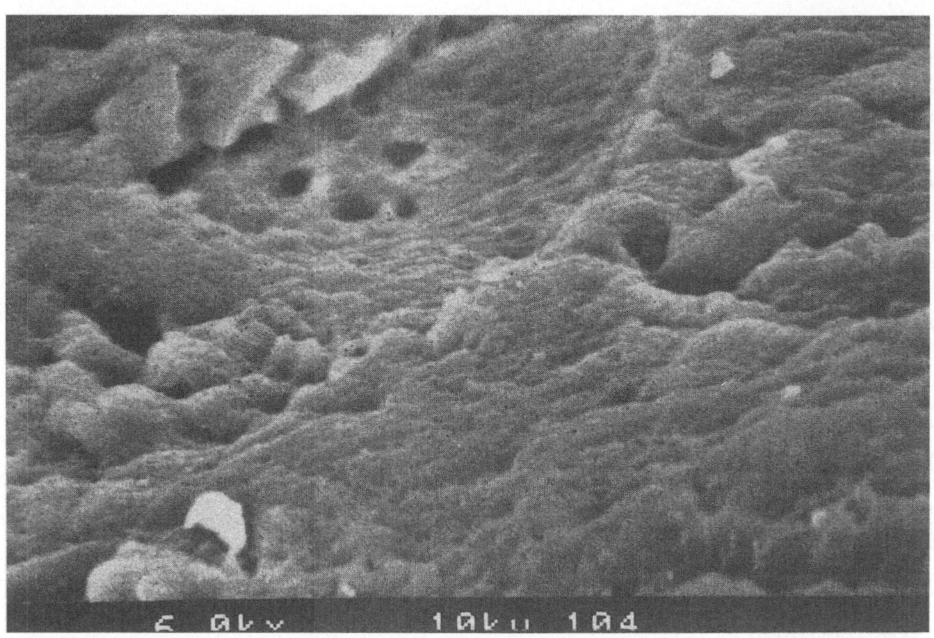

Abb. 18. Völlige Zerstörung der fibrillären Strukturen und Verklumpungen der Kollagenfasern nach Autoklavieren (134 °C, 2 atü, REM Vergr. 6000:1)

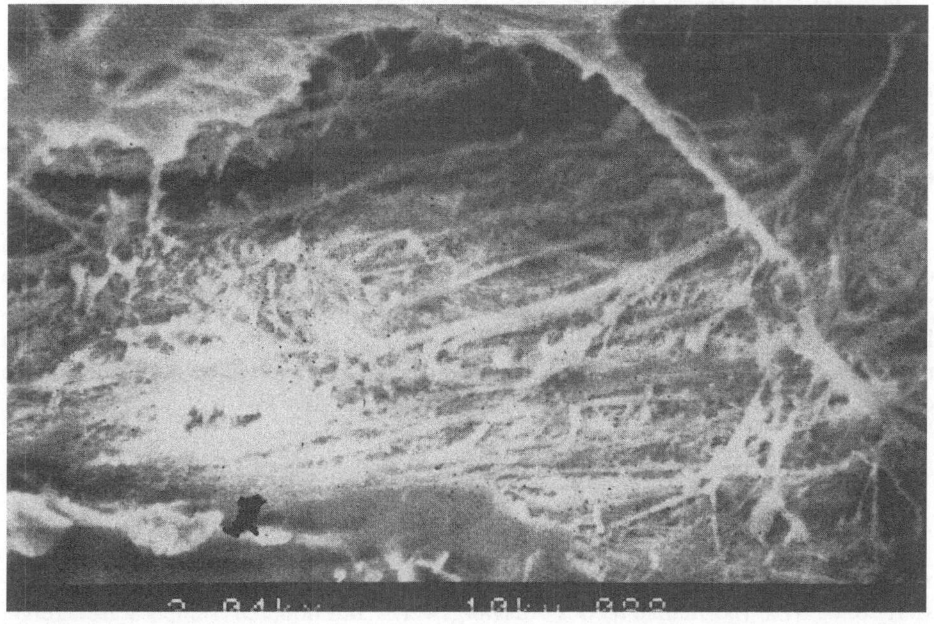

Abb. 19. Beginnende Vergröberung der Kollagenfibrillen nach Bestrahlung mit 25 kGy (REM Vergr. 6000:1)

3.3.2 Biomechanische Eigenschaften thermisch, chemisch und radioaktiv behandelter Spongiosa

3.3.2.1 Regressionsbetrachtungen und Normalisierung

Energie

Es zeigte sich in allen Gruppen eine signifikante Abhängigkeit der Energie von der Dichte.

Für b (s. 2.3.2.3) fand sich eine Schwankungsbreite von 1,79 (Kontrolle) und 5,96 (autoklaviert).

Zur Normalisierung wurde der Exponent angenähert an den bei der Kontrolle (n = 32) gefundenen Wert auf b = 2 festgesetzt (vgl. S. 23).

Yield-Point

Auch hier zeigte sich eine signifikante Abhängigkeit aller Gruppen von der Dichte. Dabei lag b zwischen 1,88 (Kontrolle) und 5,96 (autoklaviert).

Zur Normalisierung wurde der Wert b = 2 festgelegt [58].

Elastizitätsmodul

Bei der linearen Betrachtung fand sich wiederum für alle Gruppen eine Abhängigkeit von der Dichte. Bei logarithmischer Betrachtung lag in der Gruppe der autoklavierten Proben sowie der Bestrahlungskontrolle keine Signifikanz vor.

Die Werte für b lagen zwischen 1,88 (Kontrolle) und 3,19 (bestrahlt).

Zur Normalisierung wurde der Wert = 3 festgelegt [58].

Maximalspannung

Es zeigten sich in allen Gruppen signifikante Abhängigkeiten von der Dichte mit einer Schwankungsbreite für b von 1,79 (Kontrolle) bis 5,96 (autoklaviert).

Zur Normalisierung wurde b = 2 festgelegt.

Die Steigungen der Regressionsgeraden zeigten erhebliche Unterschiede zwischen den Kontrollgruppen und den behandelten Gruppen. Dadurch schwankten auch die Werte für b, so daß die Normalisierung nicht mathematisch exakt durchführbar war. Der Wert für b wurde für die einzelnen Parameter an den Wert der Kontrollgruppen mit den meisten Proben angenähert. Die so festgelegten Werte ließen sich auch durch die Literatur bestätigen [58].

3.3.2.2 Biomechanische Eigenschaften thermisch behandelter Spongiosablöcke

Energie

Ab 80 °C zeigte sich ein signifikanter Rückgang der Energie auf 76% (nicht normalisiert) bzw. 87% (normalisiert) des Ausgangswerts. Bei höheren Temperaturen zeigte sich ein weiterer signifikanter Energieverlust.

Die Autoklavierung (134 °C, 2,5 atü) führte zu einer signifikanten Reduktion der Energieaufnahme auf 11% des Ausgangswerts der Kontrollgruppe und auf 14% bei den normalisierten Daten.

Die zusätzliche Kryokonservierung bei -80 °C führte zu keiner weiteren Abnahme der Energieaufnahme, lediglich bei der normalisierten Gruppe fand sich eine nicht signifikante Abnahme auf 13% des Kontrollwerts.

Die alleinige Kryokonservierung ohne Vorbehandlung führte zu einem statistisch signifikanten Rückgang der Energieaufnahme auf 85% des Kontrollwerts.

Yield-Point

Auch im Yield-Point fand sich eine signifikante Abnahme sowohl in der normalisierten, wie der nicht normalisierten Gruppe ab einer Temperatureinwirkung von 80 °C, die sich bei höheren Temperaturen fortsetzte.

Die Autoklavierung führte hier zu einer statistisch signifikanten Reduktion auf 11 (nicht normalisiert) bzw. 15% (normalisiert). Die zusätzliche Kryokonservierung führte lediglich in der normalisierten Gruppe zu einer weiteren Reduktion auf 12% des Kontrollwerts.

Elastizitätsmodul

Das Elastizitätsmodul zeigte ebenfalls ab 80 °C einen Abfall in beiden Gruppen. Der Median des Elastizitätsmoduls fiel nach Autoklavierung signifikant auf 13 bzw. 19% (normalisiert) des Kontrollwerts ab.

Die zusätzliche Kryokonservierung reduzierte in der normalisierten Gruppe diesen Wert nochmals um 5 auf 14%.

Maximalspannung

Die Maximalspannung zeigte ab 80 °C, wie für die anderen Parameter auch, eine Reduktion, die sich bei weiterer Erwärmung fortsetzte.

In der nicht normalisierten Gruppe fand sich eine signifikante Reduktion der autoklavierten Proben auf 11 bzw. 12% (zusätzliche Kryokonservierung) bzw. auf 15 und 14% (kryokonserviert) bei den normalisierten Werten.

3.3.2.3 Biomechanische Eigenschaften chemisch behandelter Spongiosablöcke

Bei der Einwirkung verschiedener Desinfektionsmittel auf die Spongiosablöcke zeigte sich in keinem der gemessenen Parameter (Energie/Fläche, Yield-Point, Elastizitätsmodul, Maximalspannung) eine signifikante Änderung der Werte. Die mit Glutaraldehyd behandelten Proben zeigten eine geringe nicht signifikante Erhöhung der gemessenen Größen.

Im Gegensatz dazu fand sich nach 24stündigem Einlegen in Ringer-Lactat-Lösung eine signifikante Reduktion der Energie/Fläche, des Yield-Points und der Maximalspannung. Die Abnahme im Elastizitätsmodul war nicht signifikant. Da diese Abnahme im Gegensatz zu den Ergebnissen der anderen Agentien steht, könnte hier eine beginnende Autolyse die Abnahme der Stabilität bewirkt haben, die bei Äthanol und Glutaraldehyd als Konservierungsmittel nicht eintritt.

3.3.2.4 Biomechanische Eigenschaften chemisch-thermisch behandelter Spongiosablöcke

Bei der Behandlung der Blöcke mit 80%igem Alkohol, der durch Erwärmung auf 80 °C zum Sieden gebracht wurde, zeigte sich bei allen gemessenen Parametern eine nicht signifikante Zunahme der Werte.

3.3.2.5 Biomechanische Eigenschaften bestrahlter Spongiosablöcke

Energie

Bei den nicht normalisierten Werten zeigte sich bei den Gruppen 3 und 10 kGy eine leichte und bei 25 kGy eine signifikante Abnahme auf 72 bzw. 53 % (zusätzliche Kryokonservierung).

Bei den normalisierten Werten fand sich im Gegensatz dazu keine Abnahme bis 10 kGy; bei 25 kGy fiel dagegen die Energieabnahme stärker aus (55 bzw. 53%).

Yield Point

Bis 10 kGy zeigte sich keine signifikante Änderung, bei 25 kGy fielen die Werte signifikant auf 67 bzw. 52% in der nicht normalisierten Gruppe und auf 50 bzw. 48% in der normalisierten Gruppe.

Elastizitätsmodul

Bei 25 kGy zeigte sich lediglich in der normalisierten Gruppe eine signifikante Änderung auf 53 bzw. 76%.

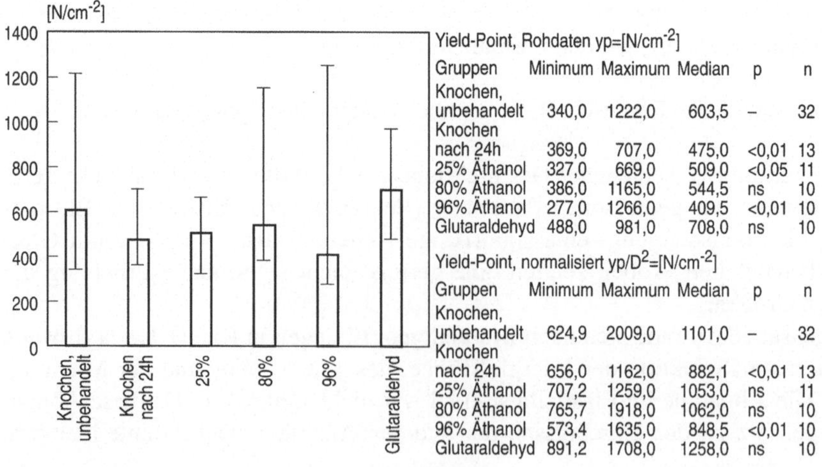

Yield-Point, Rohdaten yp=[N/cm^{-2}]

Gruppen	Minimum	Maximum	Median	p	n
Knochen, unbehandelt	340,0	1222,0	603,5	–	32
Knochen nach 24h	369,0	707,0	475,0	<0,01	13
25% Äthanol	327,0	669,0	509,0	<0,05	11
80% Äthanol	386,0	1165,0	544,5	ns	10
96% Äthanol	277,0	1266,0	409,5	<0,01	10
Glutaraldehyd	488,0	981,0	708,0	ns	10

Yield-Point, normalisiert yp/D^2=[N/cm^{-2}]

Gruppen	Minimum	Maximum	Median	p	n
Knochen, unbehandelt	624,9	2009,0	1101,0	–	32
Knochen nach 24h	656,0	1162,0	882,1	<0,01	13
25% Äthanol	707,2	1259,0	1053,0	ns	11
80% Äthanol	765,7	1918,0	1062,0	ns	10
96% Äthanol	573,4	1635,0	848,5	<0,01	10
Glutaraldehyd	891,2	1708,0	1258,0	ns	10

Abb. 20. Yield-Point nach chemischer Behandlung

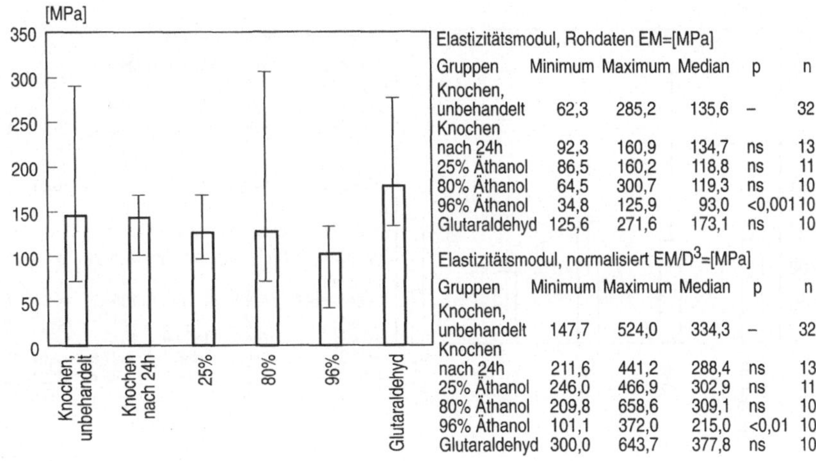

Elastizitätsmodul, Rohdaten EM=[MPa]

Gruppen	Minimum	Maximum	Median	p	n
Knochen, unbehandelt	62,3	285,2	135,6	–	32
Knochen nach 24h	92,3	160,9	134,7	ns	13
25% Äthanol	86,5	160,2	118,8	ns	11
80% Äthanol	64,5	300,7	119,3	ns	10
96% Äthanol	34,8	125,9	93,0	<0,001	10
Glutaraldehyd	125,6	271,6	173,1	ns	10

Elastizitätsmodul, normalisiert EM/D^3=[MPa]

Gruppen	Minimum	Maximum	Median	p	n
Knochen, unbehandelt	147,7	524,0	334,3	–	32
Knochen nach 24h	211,6	441,2	288,4	ns	13
25% Äthanol	246,0	466,9	302,9	ns	11
80% Äthanol	209,8	658,6	309,1	ns	10
96% Äthanol	101,1	372,0	215,0	<0,01	10
Glutaraldehyd	300,0	643,7	377,8	ns	10

Abb. 21. Elastizitätsmodul nach chemischer Behandlung

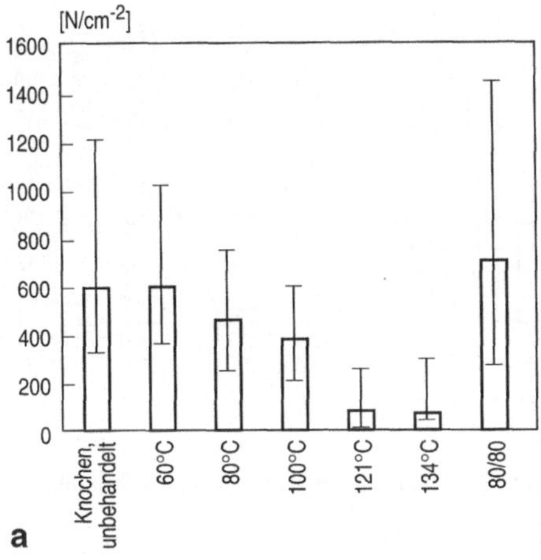

a

Yield-Point, Rohdaten yp=[N/cm^{-2}]

Gruppen	Minimum	Maximum	Median	p	n
Knochen, unbehandelt	340,0	1222,0	603,5	–	32
60°C	371,0	1034,0	608,0	ns	10
80°C	245,0	758,0	467,0	<0,05	10
100°C	208,0	595,0	381,5	<0,001	10
121°C	14,0	251,0	81,0	<0,001	10
134°C	54,0	300,0	68,0	<0,001	10
80/80	257,0	1464,0	706,5	ns	10

Yield-Point, normalisiert yp/D^2=[N/cm^{-2}]

Gruppen	Minimum	Maximum	Median	p	n
Knochen, unbehandelt	624,9	2009,0	1101,0	–	32
60°C	791,1	1538,0	1103,0	ns	10
80°C	637,4	1127,0	893,2	<0,01	11
100°C	369,8	921,1	592,8	<0,001	10
121°C	34,2	355,7	161,7	<0,001	10
134°C	100,0	480,7	163,4	<0,001	10
80/80	534,3	1934,0	1174,0	ns	10

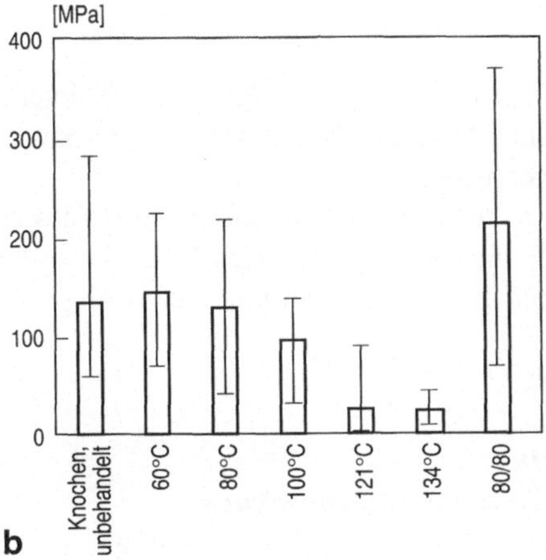

b

Elastizitätsmodul, Rohdaten EM=[MPa]

Gruppen	Minimum	Maximum	Median	p	n
Knochen, unbehandelt	62,3	285,2	135,6	–	32
60°C	70,7	227,0	144,9	ns	10
80°C	42,8	219,0	129,9	ns	11
100°C	32,1	136,8	95,8	<0,01	10
121°C	1,8	90,3	23,8	<0,001	10
134°C	8,9	42,8	17,1	<0,001	10
80/80	66,9	370,0	213,0	ns	10

Elastizitätsmodul, normalisiert EM/D^3=[MPa]

Gruppen	Minimum	Maximum	Median	p	n
Knochen, unbehandelt	147,7	524,0	334,3	–	32
60°C	219,2	541,9	387,1	ns	10
80°C	179,6	433,1	310,3	ns	10
100°C	76,2	311,5	160,4	<0,001	10
121°C	6,8	177,6	67,0	<0,001	10
134°C	30,4	105,7	63,7	<0,001	10
80/80	252,6	671,0	448,7	<0,01	10

Abb. 22. a Yield-Point nach thermischer Behandlung. **b** Elastizitätsmodul nach thermischer Behandlung

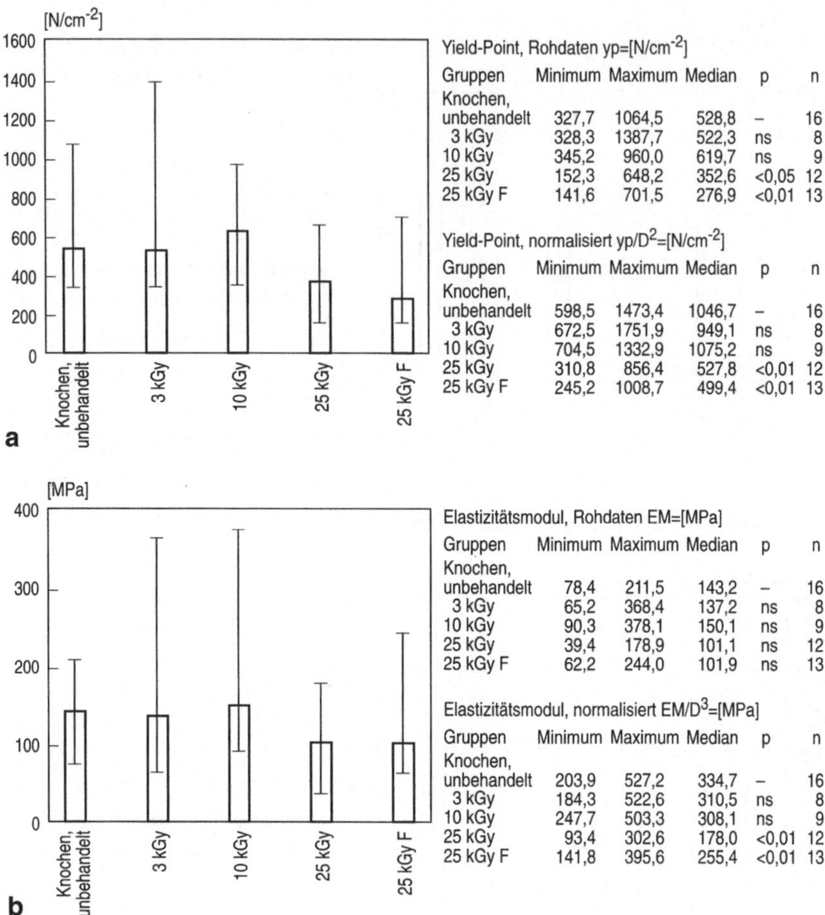

Yield-Point, Rohdaten yp=[N/cm^{-2}]

Gruppen	Minimum	Maximum	Median	p	n
Knochen, unbehandelt	327,7	1064,5	528,8	-	16
3 kGy	328,3	1387,7	522,3	ns	8
10 kGy	345,2	960,0	619,7	ns	9
25 kGy	152,3	648,2	352,6	<0,05	12
25 kGy F	141,6	701,5	276,9	<0,01	13

Yield-Point, normalisiert yp/D^2=[N/cm^{-2}]

Gruppen	Minimum	Maximum	Median	p	n
Knochen, unbehandelt	598,5	1473,4	1046,7	-	16
3 kGy	672,5	1751,9	949,1	ns	8
10 kGy	704,5	1332,9	1075,2	ns	9
25 kGy	310,8	856,4	527,8	<0,01	12
25 kGy F	245,2	1008,7	499,4	<0,01	13

Elastizitätsmodul, Rohdaten EM=[MPa]

Gruppen	Minimum	Maximum	Median	p	n
Knochen, unbehandelt	78,4	211,5	143,2	-	16
3 kGy	65,2	368,4	137,2	ns	8
10 kGy	90,3	378,1	150,1	ns	9
25 kGy	39,4	178,9	101,1	ns	12
25 kGy F	62,2	244,0	101,9	ns	13

Elastizitätsmodul, normalisiert EM/D^3=[MPa]

Gruppen	Minimum	Maximum	Median	p	n
Knochen, unbehandelt	203,9	527,2	334,7	-	16
3 kGy	184,3	522,6	310,5	ns	8
10 kGy	247,7	503,3	308,1	ns	9
25 kGy	93,4	302,6	178,0	<0,01	12
25 kGy F	141,8	395,6	255,4	<0,01	13

Abb. 23. a Yield-Point nach radioaktiver Bestrahlung. **b** Elastizitätsmodul nach radioaktiver Bestrahlung

Maximalspannung

In beiden Gruppen (normalisiert, nicht normalisiert) zeigte sich ein leichter Anstieg bei 3 und 10 kGy und eine signifikante Abnahme bei 25 kGy auf 67 bzw. 55% (nicht normalisiert) und 53 bzw. 51% (normalisiert).

In den Abb. 20–23 sind die Werte für den Yield-Point und das Elastizitätsmodul für die Rohdaten (nicht normalisiert) und die normalisierten Daten beispielhaft aufgeführt. Für die klinische Relevanz und im Literaturvergleich sind diese beiden Parameter die wichtigsten.

3.3.3 Biomechanische Eigenschaften thermisch behandelter Spongiosablöcke im Ausreißversuch

Die Maximalkraftwerte des mit 80 °C behandelten (porzinen) Spongiosamaterials zeigten einen um 6,6% reduzierten Mittelwert gegenüber der nativen Spongiosakon-

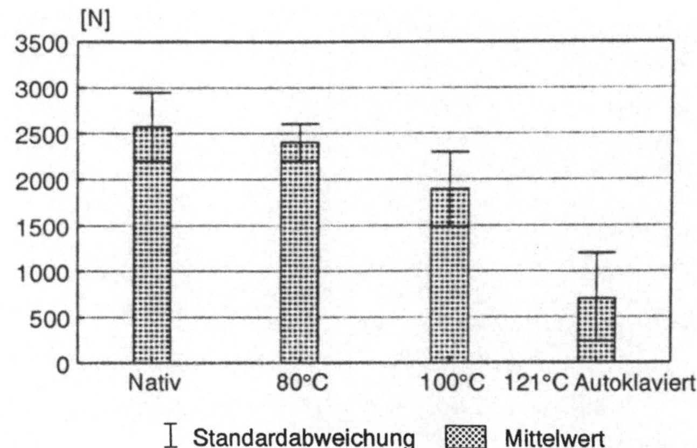

Abb. 24. Maximalkraftwerte der Zugbelastung humaner und porziner Hüftkopfspongiosazylinder nach unterschiedlicher thermischer Behandlung als Mittelwerte und Standardabweichungen

trollgruppe auf. Dieser Unterschied ist mit p = 0,9981 nicht signifikant [278]. 100 °C thermoinkubierte sowie autoklavierte Proben zeigten dagegen signifikante Unterschiede im Scheffé-Test. Die Mittelwerttendenzen der Materialfestigkeitsverluste in den 80-, 100- und 121-°C-Gruppen betrugen jeweils 6,9, 2 und 73% (Abb. 24).

3.4 Einheilungsdynamik chemisch und physikalisch behandelter Tibiasegmente im Rattenmodell

Es wurden 89 Tiere operiert. An perioperativen Komplikationen zeigten sich:

- 1 intraoperativer Exitus (1,1%), 2 postoperative ad exitum führende Infektionen (2,25%), 1 Osteomyelitis (1,1%) und 6 (6,7%) lokale Infektionen. Von den überlebenden 86 Tieren waren 67 der Langzeit und 19 der Kurzzeitgruppe zugeordnet. In der Langzeitgruppe erlitten 32 (47,76%) eine verzögerte Frakturheilung, Pseudarthrose oder Refraktur an der distalen Osteotomiestelle. Auffällig war, daß in der Gruppe der Gewindemarknägel mit 2 von 19 Tieren (10,53%) diese Komplikationen weitaus seltener auftraten, als in der Gruppe ohne Gewinde (30 von 48; 62,5%). Entsprechend den Ausschlußkriterien (s. 2.4.6) wurden die Tiere, die proximal und distal eine verzögerte Osteotomiestelle hatten, nicht in die Auswertung miteinbezogen.

3.4.1 Kurzzeitgruppe – Gewebereaktion

Bei der lichtmikroskopischen Beurteilung der entkalkten Präparate zeigte sich, daß die unbehandelten Kontrollgruppen eine deutliche Resorption im Kortikalissaum aufwiesen. Offenbar wurden diese Transplantate bereits nach der kurzen Beobach-

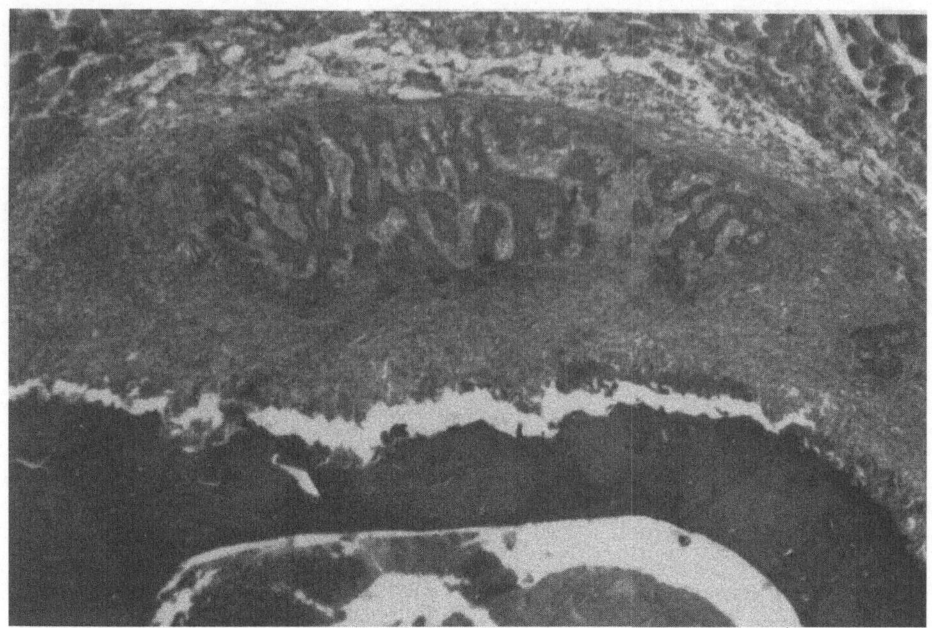

Abb. 25. Resorptive Knochenveränderungen nach Implantation eines unbehandelten Tibiafragments (Kontrolle) in eine Muskeltasche (Gewebereaktion im Kurzzeitversuch, Vergr. 16:1, Elastica Ladewig)

tungszeit einem biologischen Umbau unterzogen. Teilweise zeigten sich auch Ossifikationen im Muskelmantel (Abb. 25).

Im Gegensatz dazu zeigten die bestrahlten Präparate keinerlei Reaktionen, weder im Sinne der Resorption noch hinsichtlich periossärer Reaktionen. Diese Transplantate verhielten sich bis zum Explantationszeitpunkt eher wie Implantate ohne biologische Eigenaktivität bzw. induzierende Aktivität auf das Wirtslager (Abb. 26). Bei den Präparaten, die chemisch oder thermisch, bzw. chemisch-thermisch behandelt wurden (PVJ, THF, 100 °C, autoklaviert, Äthanol 80%/80 °C) zeigten sich unterschiedliche Resorptionszonen am Transplantat (Abb. 27). Auffällig war eine Migration von Granulozyten, Makrophagen und Lymphozyten vom Wirtslager zum Transplantatrand. Eine Quantifizierung dieser Gewebereaktionen war jedoch nicht möglich.

Bei der Auswertung der fluoreszenzmikroskopischen Befunde ergaben sich keine gruppendifferenten Ergebnisse; biologisch aktive Knochenneubildung am Transplantat war nicht erkennbar. Auffällig waren nur perifokale Verknöcherungen, wie bei einer Myositis ossificans im Muskelmantel, wobei eine auffällige Zuordnung zu einer bestimmten Behandlungsmethode jedoch nicht möglich war. Bei 4 Transplantaten (2 Kontrollen, 100 °C, 134 °C autoklaviert) fanden sich am Transplantatrand fluoreszierende Banden. Ob es sich hierbei um beginnende Knochenneubildungen oder Zeichen einer Resorption handelte, ließ sich nicht sicher entscheiden.

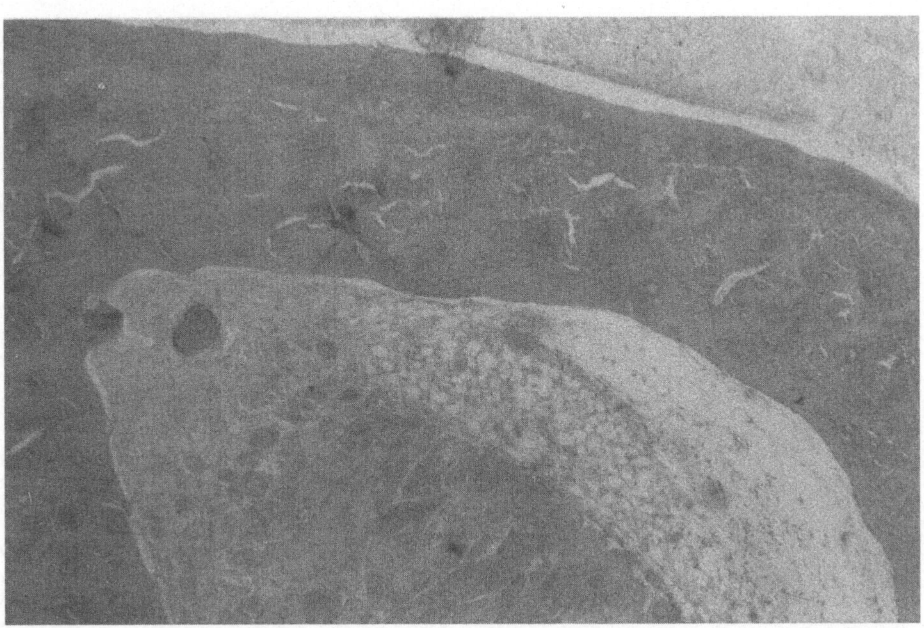

Abb. 26. Kortikalissaum des replantierten Tibiasegments ohne resorptive Veränderungen nach Bestrahlung (25 kGy) (vgl. Abb. 21, Vergr. 16:1, Elastica Ladewig)

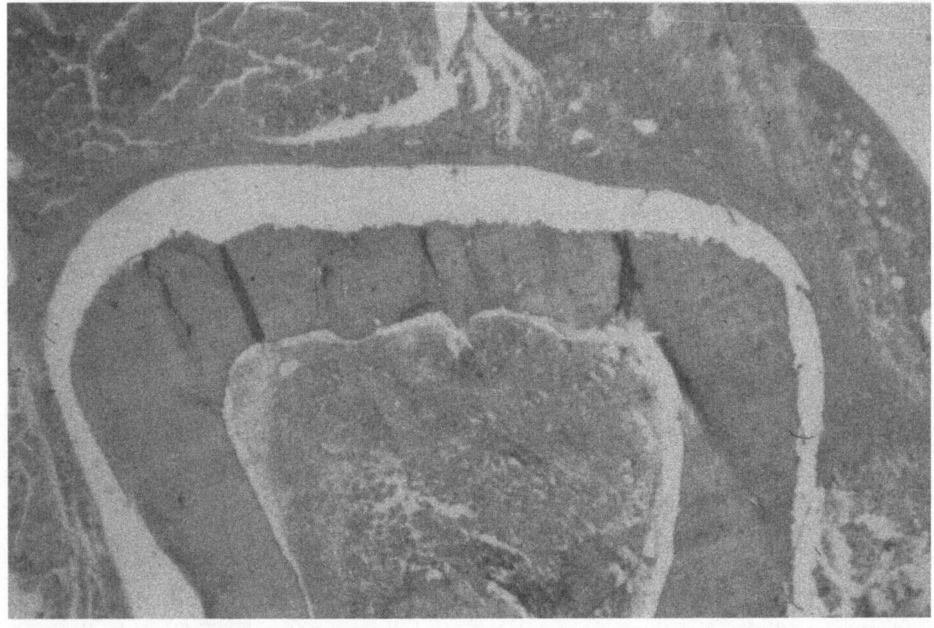

Abb. 27. Beginnende Osteolysen am replantierten Fragment nach thermischer Behandlung (80 °C) (Vergr. 10:1, Elastica Ladewig)

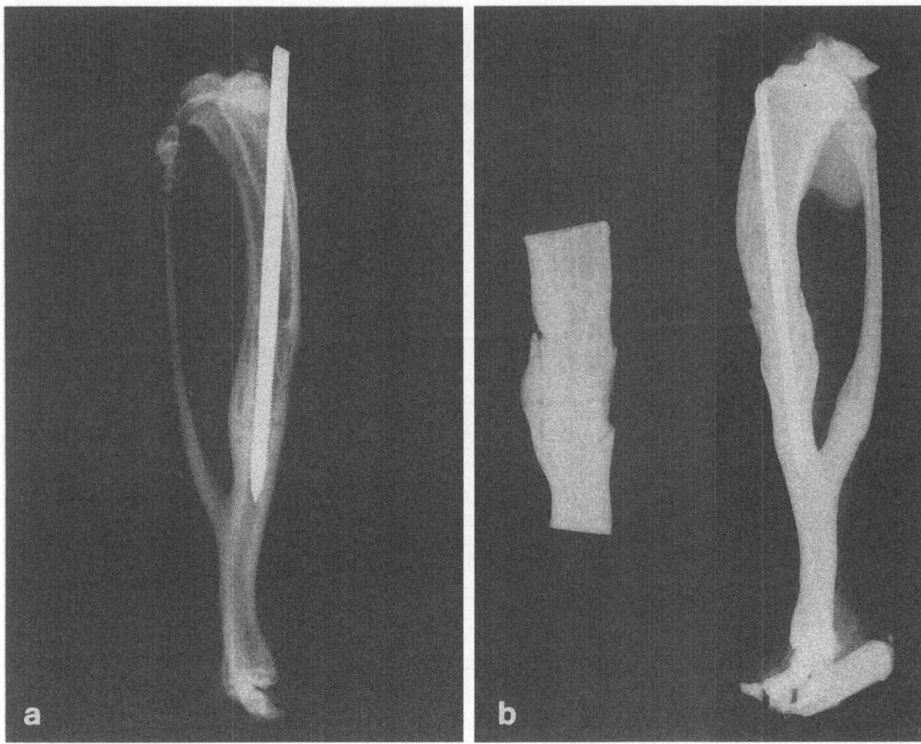

Abb. 28 a, b. Röntgenbilder replantierter Tibiasegmente nach 3 Monaten. **a** lyophilisiertes Transplantat mit guter knöcherner Durchbauung. **b** unbehandeltes Transplantat (Kontrollgruppe), ebenfalls mit guter knöcherner Konsolidierung bei Ausbildung eines becherförmigen Brückenkallus am distalen Osteotomiespalt

3.4.2 Langzeitgruppe – makroskopische Auswertung

Die aufgetretenen Refrakturen, verzögerten Frakturheilungen oder Pseudarthrosen traten nur dann auf, wenn eine biomechanische Instabilität durch die gelockerte Osteosynthese vorlag. Dabei kam es oft durch mangelnde Verklemmung des Nagels im distalen Fragment zu einer proximalen Auswanderung.

Die Auswertung der Röntgenbilder erfolgte entsprechend der Tabelle 4, wobei zwischen den stabileren Osteosynthesen der Gewindemarknägel und derjenigen ohne Gewinde unterschieden wurde (Abb. 28, 29; Tabelle 7, 8). Wegen der bei beiden Gruppen schlechteren knöchernen Konsolidierung, unabhängig vom Behandlungsverfahren, wurden entsprechend der mikroskopischen Auswertung nur die proximalen Osteotomiestellen bewertet.

In der Gruppe I (Marknägel ohne Gewinde) zeigten die nach radiologischen Kriterien ausgewerteten Präparate in der Kontrollgruppe und der THF-Gruppe die beste Überbrückung, die thermisch behandelten die schlechteste (Abb. 29, Tabelle 7). In der Gruppe II (Marknägel mit Gewinde) waren die Kontrollgruppen und die be-

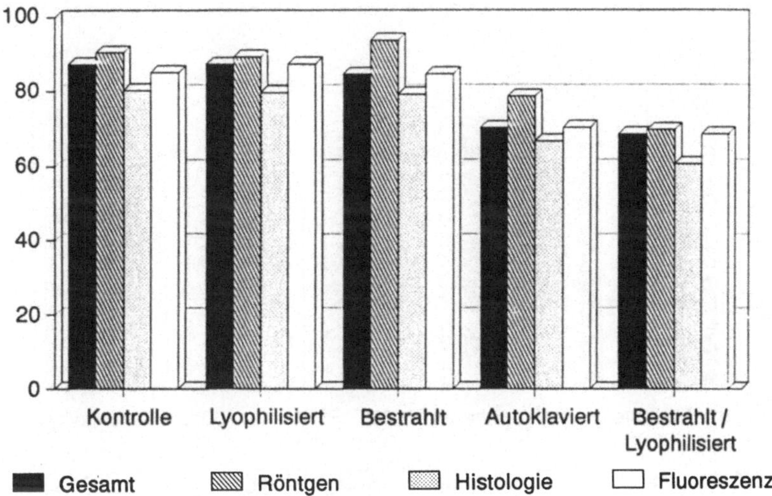

Abb. 29. Quantifizierung der makro- und mikromorphologischen Befunde der Gruppe I (ohne Gewinde); X-Achse: Behandlungsverfahren; Y-Achse: erreichte Prozentpunkte (vgl. 2.4.7.3/4 und 2.4.8)

Tabelle 7. Erreichte Prozentpunkte

	Röntgen	Fluoreszenz	Histologie	Gesamt
Kontrolle	90,5	85,19	80,3	87,3
Lyophilisiert	89,33	93,52	79,79	87,49
Bestrahlt	93,75	61,11	79,39	84,72
Autoklaviert	78,75	54,63	66,67	70,3
Lyophilisiert und bestrahlt	69,75	73,15	60,616	8,6

strahlten Präparate röntgenologisch am besten konsolidiert, die autoklavierten und kombiniert behandelten (lyophilisiert und bestrahlt) am schlechtesten (Abb. 30, Tabelle 8).

3.4.3 Langzeitgruppe – mikroskopische Auswertung

Bei der Bewertung der histologischen Präparate wurden ebenfalls 2 Gruppen unterschieden, nämlich eine Tiergruppe mit einem Kirschner-Gewindedraht und eine ohne Gewinde. Eine Vergleichbarkeit war demnach nur innerhalb der Gruppen möglich. Da die autoklavierten Gruppen jedoch mit beiden Verfahren operiert wurden, war zumindest tendenziell ein Vergleich beider Gruppen gegeben.

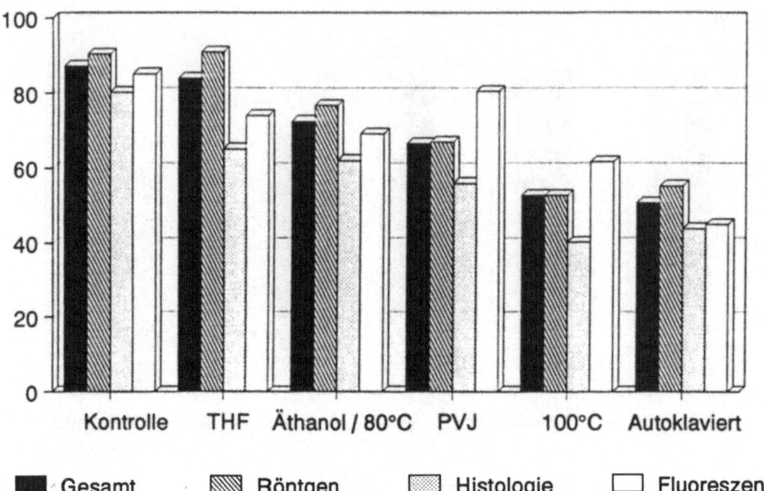

Abb. 30. Quantifizierung der makro- und mikromorphologischen Befunde Gruppe II (mit Gewinde) (vgl. Abb. 36 u. Tabelle 7)

Tabelle 8. Erreichte Prozentpunkte

	Röntgen	Fluoreszenz	Histologie	Gesamt
Kontrolle	90,5	85,19	80,3	87,3
THF	91,07	74,07	65,15	84,08
Äthanol	76,79	69,14	62,12	72,43
PVJ	66,96	80,56	56,0	66,5
100 °C Ringer-Lösung	52,68	61,73	40,25	52,87
Autoklaviert	55,35	45,07	43,94	50,88

3.4.3.1 Lichtmikroskopische Befunde am entkalkten Knochen

In der Gruppe I (ohne Gewinde) erreichte die Kontrollgruppe die meisten Punkte, gefolgt von der lyophilisierten Gruppe, der bestrahlten Gruppe, der autoklavierten Gruppe sowie der bestrahlten und lyophilisierten Gruppe (Abb. 29, 31–33; Tabelle 7).

In der Gruppe II (mit Gewinde) ergab sich die Reihenfolge Kontrollgruppe, THF-Gruppe, Äthanol/80 °C-Gruppe, PVJ-Gruppe, 100 °C Gruppe und zuletzt die autoklavierte Gruppe (Abb. 30–33; Tabelle 8).

3.4.3.2 Fluoreszenzmikroskopische Befunde am nicht entkalkten Knochen

In der polysequenzmarkierten Gruppe zeigte sich ein Unterschied zur Auswertung der entkalkten Präparate, wobei insbesondere die kombinierten Gruppen 80 °C/80% Äthanol in der Gruppe I und lyophilisiert und bestrahlt in der Gruppe II besser abschnitten. Aus den Einzelauswertungen wurde dann die Gesamtauswertung der histologischen Befunde berechnet (Abb. 30, 31, 34, 35; Tabellen 7, 8).

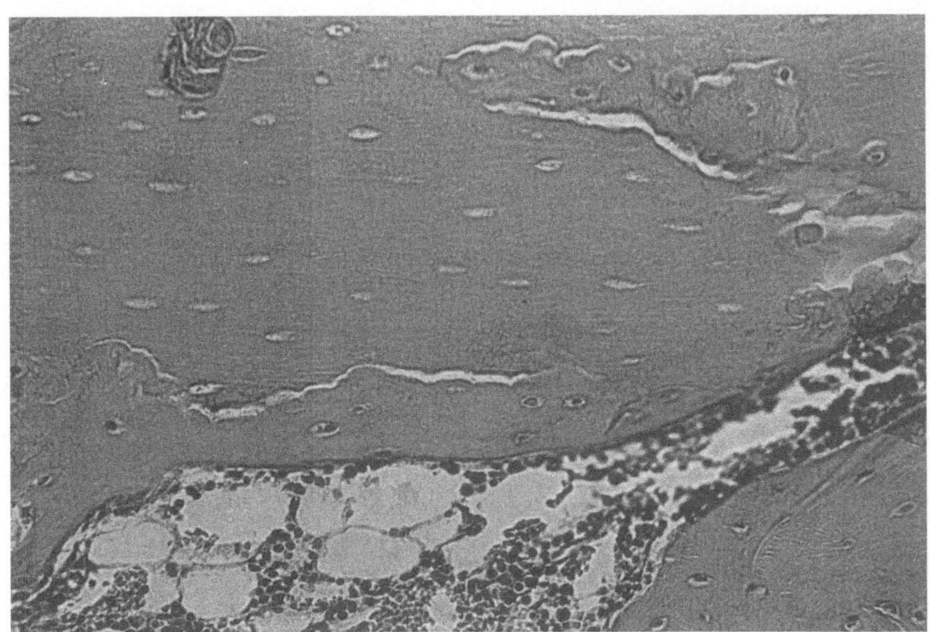

Abb. 31. Bestrahltes Transplantat *(oben)* mit leeren Osteozytenlakunen und deutlicher Resorption. Guter Anschluß an neugebildeten Knochen (gefüllte Lakunen) mit Eindringen von Gefäßen und neuen Knochen in das Transplantat (Tibiasegment) 3 Monate post operativ (Vergr. 63:1, H.E.)

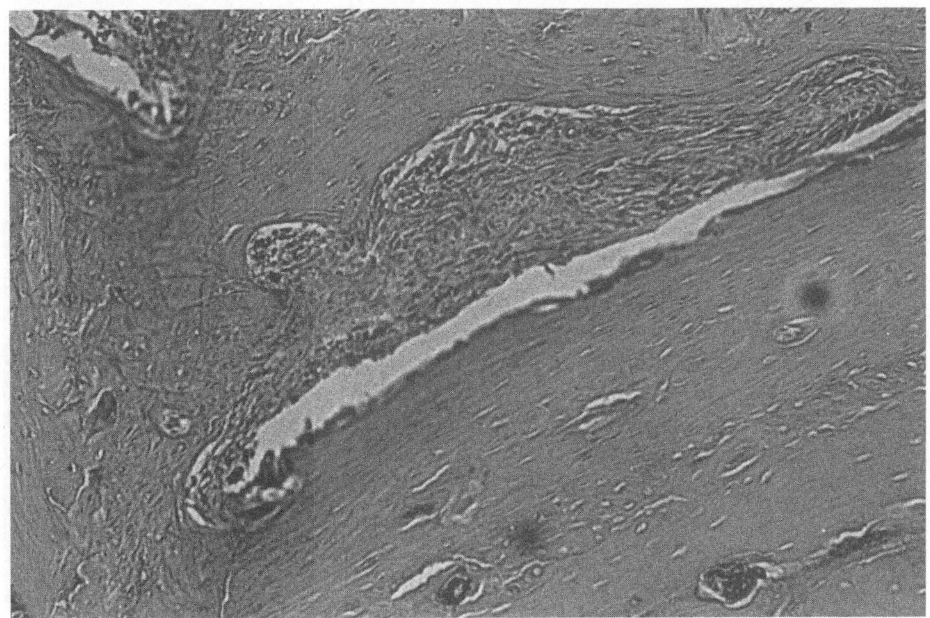

Abb. 32. THF-behandeltes Transplantat *(rechts unten)*, teilweiser Kortikalisanschluß und Revaskularisation, Brückenbildung von neuem Knochen um bindegewebige Insel an das Transplantat (Vergr. 63:1, H.E.)

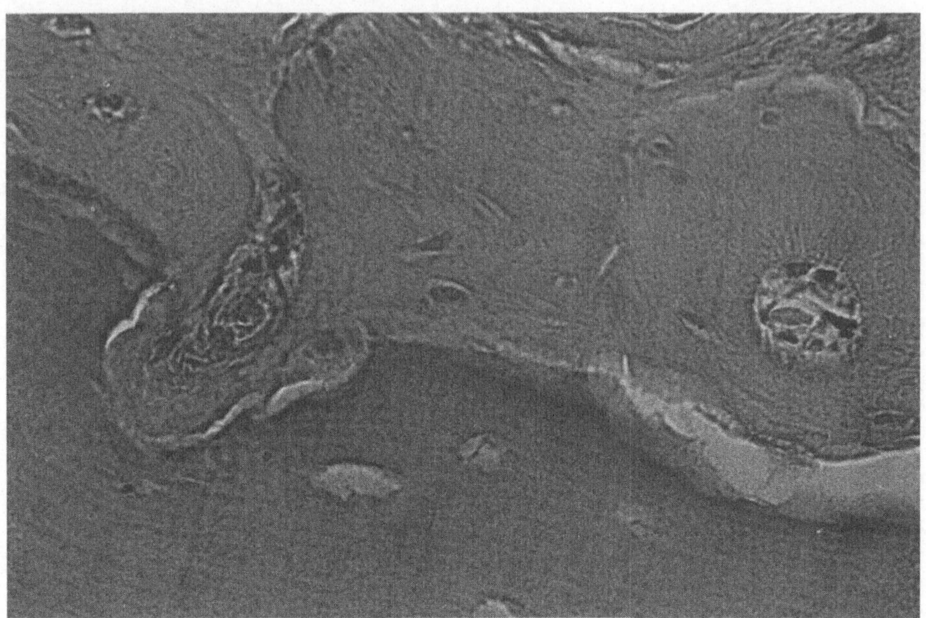

Abb. 33. Autoklaviertes Tibiasegment (*unten*, mit leeren Osteozytenlakunen), beginnende Resorption vom Rand her mit Eindringen von Gefäßaussprossungen und neugebildeten Knochen (Vergr. 160:1, H.E.)

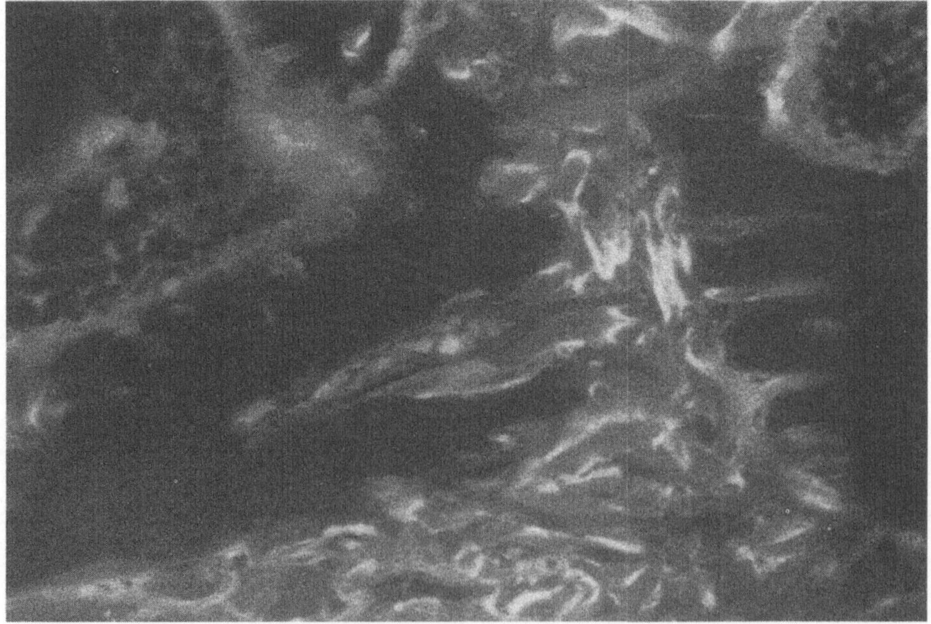

Abb. 34. Fluoreszenzmikroskopische Abbildung der proximalen Osteotomiestelle eines unbehandelten Tansplantats der Kontrollgruppe (*links* Tansplantat, *rechts* Kortikalis des Wirtslagers); ausgeprägter resorptiver Umbau mit vollständiger Auffüllung des Osteotomiespalts durch neugebildeten Knochen (*helle Fluoreszenz*) (Vergr. 16:1)

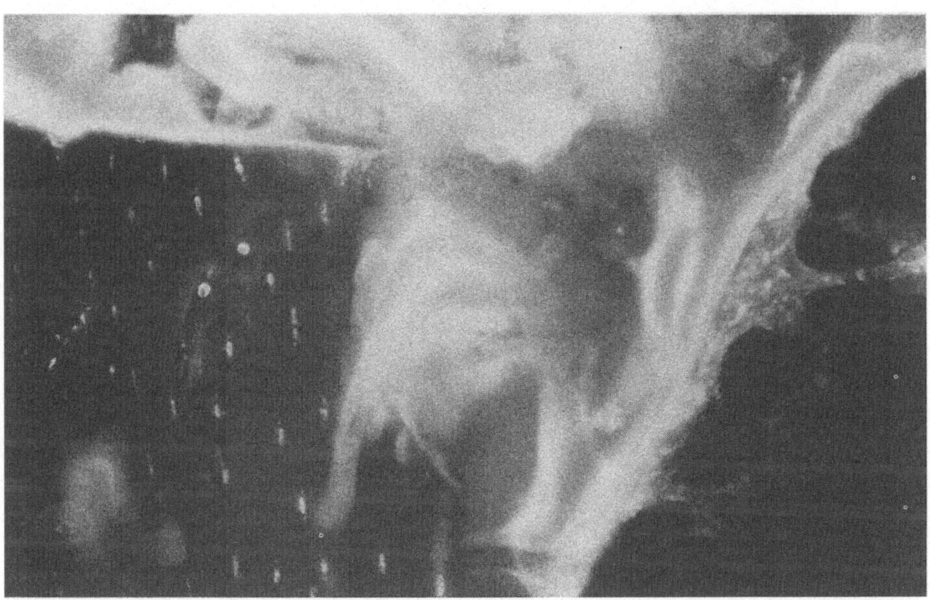

Abb. 35. Autoklaviertes Transplantat (*links unten*) mit geringer Resorption und scharf erhaltenem Osteotomieschnitt mit guter Knochenneubildung vom Wirtslager aus (*helle Fluoreszenz*), (Vergr. 63:1)

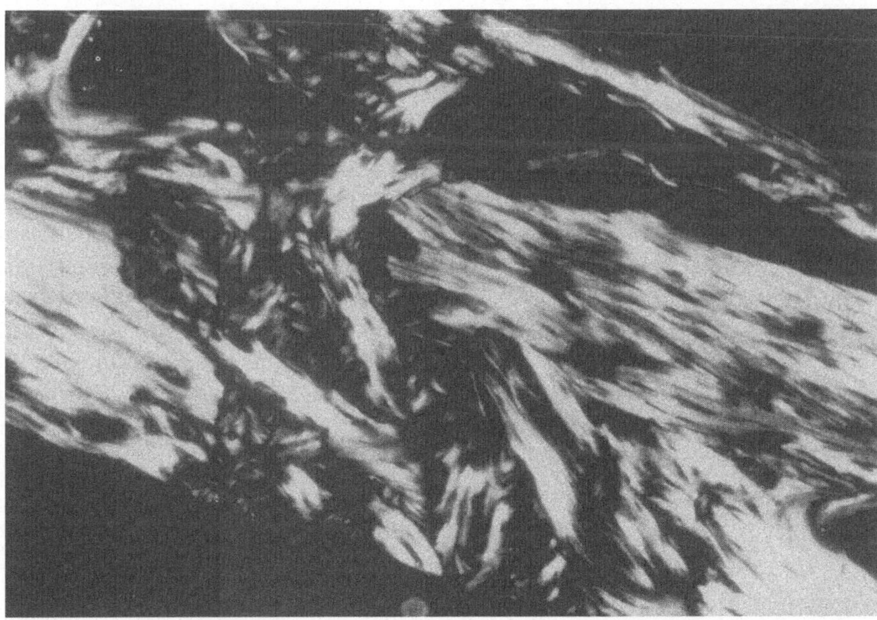

Abb. 36. Polarisationsmikroskopischer Befund bei lyophilisiertem Tibiasegment *(links)*, deutlich zu erkennender Osteotomiespalt, der mit unregelmäßig strukturiertem Geflechtknochen aufgefüllt ist (Vergr. 25:1, H.E.)

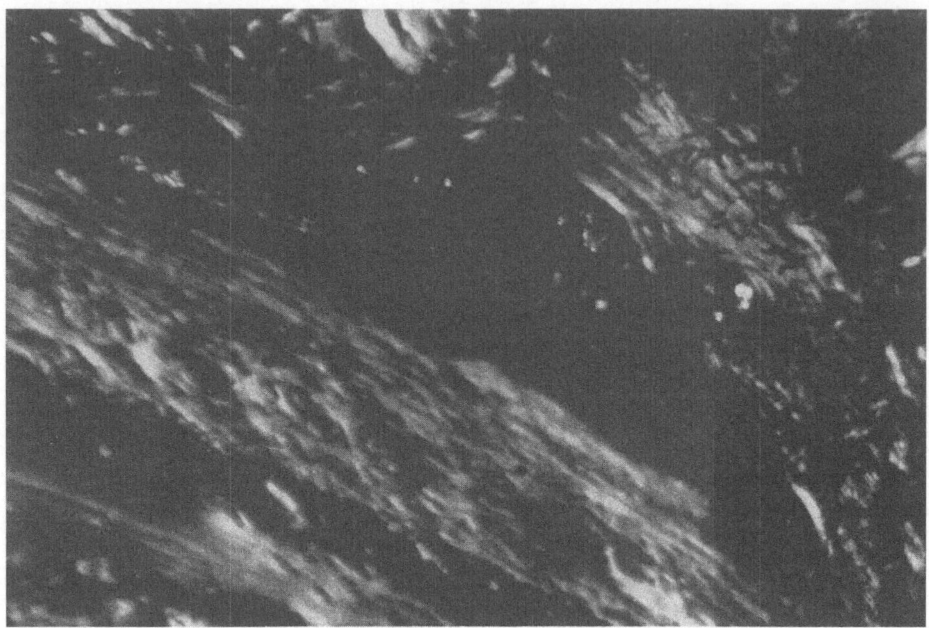

Abb. 37. THF-behandeltes Transplantat (vgl. Abb. 30), geringe Resorption und spärlicher Anschluß an neugebildeten Knochen (Vergr. 63:1, H.E.)

3.4.3.3 Polarisationsmikroskopische Befunde

Im Gegensatz zur Auswertung in der Fluoreszenz- und Lichtmikroskopie wurde bei der Polarisationsmikroskopie keine punktemäßige Erfassung der Befunde durchgeführt. Die Polarisation zeigte sich den beiden anderen Verfahren dann überlegen, wenn die Transplantatgrenzen schlecht erkennbar waren. Durch die Strukturunterbrechung im kollagenen Faserverlauf war die Osteotomiestelle polarisiert gut erkennbar und konnte so zumindest deskriptiv beurteilt werden. Außerdem konnte die Struktur des Geflechtknochens dargestellt werden (Abb. 36, 37). Tendenziell bestätigten die polarisationsmikroskopischen Befunde jedoch die übrigen histologisch gefundenen Bewertungen.

4 Diskussion

Der Umfang der allogenen kryokonservierten Knochentransplantation ist in der Bundesrepublik Deutschland erheblich. Aufgrund unserer Umfrage schätzen wir, daß ca. 15 000 allogene Knochentransplantationen pro Jahr durchgeführt werden; eine im Juli 1990 veröffentlichte Umfrage ergab ca. 25 000 allogene Transplantationen unter Einbeziehung der orthopädischen Kliniken [1, 26, 131, 137, 143, 162, 176, 316]. Auch in den USA ist die allogene Knochentransplantation weit verbreitet [50, 95, 97, 198, 299]. Nach Evanoff [86] werden in den USA ca. 100 000 Knochentransplantationen pro Jahr durchgeführt. Auch in unserer Klinik gehört diese Operation zur Routine. In einem Fünfjahreszeitraum haben wir 581 allogene Knochentransplantationen bei 548 Patienten vorgenommen (Abb. 38). Als Indikation seien hier nur die Versorgung von Schaft- und Gelenkfrakturen und die intrakorporelle Spondylodese bei Wirbelsäulenverletzungen genannt.

Obwohl die kryokonservierte allogene Knochentransplantation demnach weitverbreitet ist, existieren keine einheitlichen Theorien über deren Einbauverhalten.

Im Gegensatz zu der über lange Jahre geführten Diskussion über die Vitalität frischer autogener und allogener Transplantate, muß man davon ausgehen, daß die kryokonservierten allogenen Transplantate keine vitalen Zellen mehr besitzen. [9, 52]. Da das allogene Transplantat dennoch einheilt, wie die breite klinische Erfahrung zeigt [27, 60, 98, 176], muß dies auf einem anderen Mechanismus beruhen.

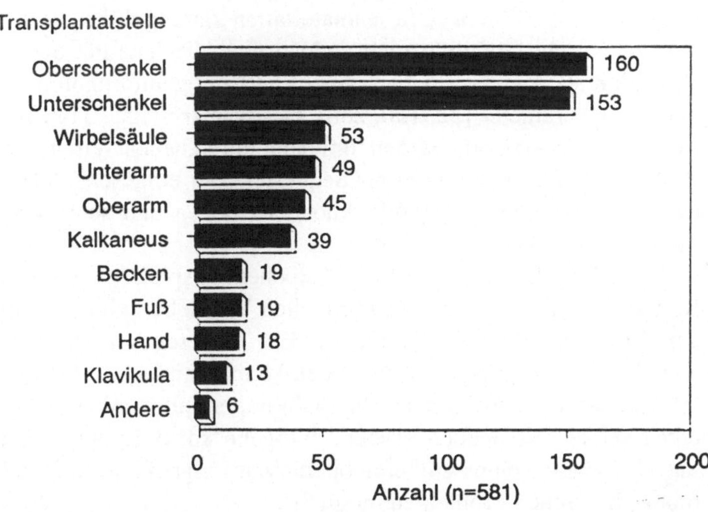

Abb. 38. Lokalisation allogener Knochentransplantate in einem 5jährigen Beobachtungszeitraum

Die Osteogenese geht nach Schweiberer et al. [274, 275] von den undifferenzierten, mesenchymalen Stammzellen der organischen Knochenmatrix aus. Durch den Abbau der Knochengrundsubstanz proliferieren diese und differenzieren sich dann zu Knorpel- und Knochengewebe. Diese Osteoinduktion ist demnach eine Eigenschaft des Transplantats, aus eigener Kraft Knochen zu bilden. Die Arbeiten von Urist [145, 306, 308, 310] konnten durch die Isolation mehrerer osteoinduktiver Proteine diese Vermutungen bestätigen. Nach Schweiberer [272] kommt der anorganischen Knochenmatrix im Gegensatz hierzu ein eher negativer Einfluß auf die Osteogenese zu. Mehrere Veröffentlichungen über die knöcherne Einheilung sterilisierter Knochen [121, 146, 153, 164, 263, 323, 324] und der klinische Einsatz anorganischer Keramiken [152, 222] stehen dieser These jedoch gegenüber. Auch die hier vorgelegten Ergebnisse der Einheilungsdynamik denaturierten Knochens im Tierexperiment lassen diese Einengung der Osteogenese nur über die organischen Eiweißstrukturen fraglich erscheinen.

Es liegt nahe, daß die architektonische Struktur der knöchernen anorganischen Matrix durch einen Leitschieneneffekt auf das umgebende Wirtslager osteogenetisch wirkt. Die osteogenetische Bedeutung dieses Leitgerüsts wird von Schweiberer [272] eindeutig verneint. Der Begriff der Osteokonduktion [7, 309] wird zwar in der Literatur bisweilen genannt, ein direkter Beweis ihrer Existenz ist jedoch noch nicht erbracht worden.

Die Vitalisierung des freien Transplantats hängt von der Vaskularisation des Transplantatbettes ab. Auf diese Tatsache hatten bereits Lexer [186] und später mehrere andere Autoren hingewiesen [79, 284, 304]. Die Zeitdauer bis ein solches Transplantat vollständig revaskularisiert ist, hängt von mehreren Parametern, wie der Transplantatform (Block, Chips, gemahlene Spongiosa) und der Transplantatbeschaffenheit (Kortikalis und Spongiosaanteil, Knochendichte) ab. Der osteogene Umbau ist beispielsweise im Spongiosatransplantat 3mal höher als im kortikalen Transplantat [82]. Die klinische Erfahrung, daß in der Regel nach 18–24 Monaten eine Metallentfernung der Osteosynthesenmaterialien durchgeführt wird, kann zwar über die biomechanische Stabilität nicht jedoch über die Vitalität des ehemals eingebrachten Transplantats Auskunft geben. Auch die Röntgenmorphologie ist dabei lediglich ein indirekter Parameter [22, 150, 288]. Das primär avitale Transplantat muß zuerst einer Resorption unterzogen werden, um dann durch neuen Wirtsknochen ersetzt zu werden [104]. Andernfalls würde es als Sequester oder eingescheideter Fremdkörper im vitalen Knochenverbund des Wirtsknochens liegen und so dauerhaft keine biologische Stabilität bewirken.

Die Vorteile des allogenen Knochentransplantats liegen in seiner durch die Kältekonservierung freien und schnellen Verfügbarkeit ohne Ausweitung des operativen Eingriffs für den Empfänger. Ein weiterer Vorteil besteht darin, daß große Knochenblöcke transplantiert werden können und somit bereits durch das Transplantat eine partielle biomechanische Stabilität erzielt werden kann [255, 265]. Vom Patienten selber sind jedoch größere autogene kortikospongiöse Blöcke nicht oder nur unter Hinnahme eines größeren operativen Eingriffs mit möglichen kosmetischen und biomechanischen Problemen möglich.

Diesen Vorteilen des allogenen Knochentransplantats stehen eine Reihe von Nachteilen gegenüber. Die Schwierigkeit in der Logistik der Knochenbank beginnt bereits bei der Spenderauswahl. Nach den Richtlinien der amerikanischen Gewebebanken [98] sind beim Spender folgende Kriterien zu fordern:

Keine Tumorerkrankung, keine septischen Prozesse, keine systematische Kortisontherapie, keine Zytostatikatherapie, keine Beatmungstherapie über 3 Tage, keine floriden Infektionskrankheiten, insbesondere keine klinischen, serologischen oder anamnestischen Hinweise für eine HIV-Gefährdung sowie negative Blutkulturen.

Aus dieser Liste ist bereits ersichtlich, daß viele Patienten als Spender ausscheiden. Insbesondere Organspender, die länger intensivmedizinisch therapiert werden mußten (Beatmungspatienten), scheiden als Knochenspender aus. Auch eine Anamneseerhebung ist bei diesen Patienten meist nicht möglich, wodurch sich das Übertragungsrisiko infektiöser Krankheiten vergrößert. So stellten Buck et al. [34] fest, daß eine fundierte Anamnese des Spenders hinsichtlich der Zugehörigkeit zu HIV-Risikogruppen (Homosexualität, Drogenkonsum, Prostitution, Hämophilie) das Risiko der HIV-Übertragung ohne Untersuchung des Spenders von 1:161 auf 1:6864 sinken läßt. Nach Durchführung des HIV-Antikörpertests senkt sich das Risiko auf 1:10533. Da Patienten, die als Organspender in Frage kommen, oft junge Verkehrsunfallopfer sind, entspricht dies altersmäßig häufig genau der Altersgruppe mit der höchsten HIV-Inzidenz. Nach den Angaben des Bundesgesundheitsamts sind ca. 75% der HIV-infizierten zwischen 20 und 49 Jahre alt [2]. Die Knochenentnahme bei Organspendern ist demnach höchst problematisch und unter den gegebenen Bedingungen juristisch wie medizinisch kaum noch zu vertreten. Eine größere Statistik über die HIV-Prävalenz unselektionierter Patienten in einem unfallchirurgischen Krankengut zeigte, daß 0,1% dieser Patienten infiziert waren [151].

Die einzige Möglichkeit besteht darin, den Organempfänger, dem ein Herz, Niere, Leber oder Pankreas transplantiert wurde, nach 3 Monaten einem HIV-Test zu unterziehen (persönliche Mitteilung, Transplantationszentrum Essen). Dieser inzwischen auch in der Bundesrepublik Deutschland vorgeschriebene sog. Dreimonatewiederholungstest [331] vermindert zwar das Risiko der HIV-Übertragung, eine Sicherheit besteht jedoch nicht. Nach Untersuchungen aus den USA [72) sind lediglich in 40% aller amerikanischen AIDS-Fälle Antikörper nachgewiesen worden; in New York und San Francisco, wo etwa 1/3 aller AIDS-Fälle existieren, nur in 7%. Das Center of Disease Control hat daher klinische Kriterien zur AIDS-Diagnostik bei negativer Serologie mitgeteilt [55].

In der Logistik der Knochenbank stellt der Wiederholungstest eine erhebliche Erschwernis dar. Da unter Ausschluß von Organ- und Leichenspendern als Knochenspender in der Regel nur noch Patienten in Frage kommen, die infolge einer Schenkelhalsfraktur oder Koxarthrose eine Totalendoprothese des Hüftgelenks implantiert bekommen, handelt es sich um meist ältere Patienten.

In unserer Klinik war der Altersmedian der bis Dezember 1989 erfaßten 325 Knochenspender 75 Jahre. Diese älteren, oft immobilen oder multimorbiden Patienten nach 3 Monaten zu einer Blutentnahme einzubestellen oder einen Hausarzt mit dieser Blutentnahme zu beauftragen, erscheint fast aussichtslos. Unter Berücksichtigung, daß lediglich 0,39% der Ende Oktober 1991 registrierten HIV-infizierten über 69 Jahre alt waren [2], muß auch die Frage nach der Notwendigkeit dieser 2. Blutentnahme bei älteren Patienten zumindest z.Z. noch kritisch gestellt werden. Hinzu kommen die juristischen Probleme, da eine derartige Blutentnahme einer schriftlichen Einverständniserklärung bedarf [249]. Dies gilt auch für die Blutentnahme zum Zweck der HIV-Testung bei frischverletzten Patienten, die aufgrund ihrer Verletzungsschwere oder ihrer Bewußtlosigkeit nicht zu einer solchen Einverständniserklärung in der Lage sind. Bei dennoch erfolgter Blutentnahme macht sich der Arzt nach der gültigen Rechtsprechung der Körperverletzung schuldig [102].

Auch wenn beim älteren Knochenspender das HIV-Risiko äußerst gering ist [2], so muß der juristische Aspekt dennoch berücksichtigt werden. Nach Buck [34] beträgt das Risiko der HIV-Übertragung mit der Knochentransplantation unter Beachtung der routinemäßig angewandten Untersuchungsparameter 1:38 000, bei Untersuchung aller möglichen Parameter einschließlich der Lymphknotenbiopsie 1:1 000 000. Buck et al. [34] konnten 1990 erstmals direkt HIV aus dem nicht konservierten und dem kryokonservierten Knochen von verstorbenen AIDS-Patienten nachweisen.

Obgleich eine HIV-Übertragung durch die Knochentransplantation bei den wenigen bisher publizierten Fällen [54] zumindest z.Z. noch äußerst unwahrscheinlich ist, führt diese Problematik doch zu einer solchen Erschwernis im „Bone Banking", daß unter Einhaltung der inzwischen ergangenen Richtlinien [331] der Umfang der allogenen Knochentransplantationen kaum noch möglich sein wird. Bei dieser sehr intensiven Diskussion scheinen die anderen übertragbaren Krankheiten oft nicht mehr genug Beachtung zu finden, wie auch aus unserer Umfrage zu erkennen war.

Generell ist durch Blut- und Blutprodukte eine Vielzahl von Erregern übertragbar [249, 257] (Tabelle 9).

Die Jakob-Creutzfeld-Erkrankung, die als „slow-virus-disease" in ihrer Ätiologie und ihrer Pathogenität bislang noch nicht hinreichend geklärt ist, wird ebenfalls als eine mit der allogenen Knochentransplantation übertragbare Krankheit diskutiert.

Die Bedeutung der Blutgruppen und Rhesusfaktoren bei der Knochentransplantation wurde ebenfalls unterschiedlich beurteilt. Einzelne Kasuistiken über die Entstehung eines Morbus haemolyticus neonatorum (Mhn) infolge inkompatibler Knochentransplantationen sind zwar veröffentlicht [142, 144, 314], verbindliche Vorschriften existieren jedoch auch in den neuesten Richtlinien nicht [331]. Durch eigene Untersuchungen [157] konnten wir jedoch nachweisen, daß es zu einer Antikörperentstehung im ABO-System nach blutgruppeninkompatibler Knochentransplantation kommt. Diese kann bei einer späteren Schwangerschaft zur Ausbildung eines Mhn führen. Demzufolge müssen die Blutgruppen und Rhesusfaktoren bei Frauen, die gebärfähig sind oder werden, zukünftig bei der Knochentransplantation berücksichtigt werden. Dies führt zu einer weiteren Erschwernis in der Knochenbanklogistik.

Tabelle 9. Erreger, die durch Blut und Plasmaprodukte übertragen werden

Viral:	Hepatitis A, Hepatitis B, Hepatitis NonA/NonB, Hepatitis δ, Zytomegalie, Epstein Barr, HIV I, HIV II, Jakob Creutzfeld, Parvo-Virus
Bakteriell:	Im Prinzip können alle bakteriellen Erreger übertragen werden
Andere:	Malaria Plasmodien, Mikrofilaria, Trypanosomen, Babesia microti

Als letzter Punkt der Nachteile der allogenen Knochentransplantation seien die Kosten aufgeführt. Nach amerikanischen Erhebungen werden diese durch den Betrieb der Knochenbank und die umfangreichen Spenderuntersuchungen auf ca. 2500 $ pro Transplantat veranschlagt [71, 297]. Darin sind die Personalkosten noch nicht enthalten.

Zusammenfassend muß demnach festgestellt werden, daß es sich beim allogenen Knochentransplantat zwar um ein seit vielen Jahren klinisch bewährtes Biomaterial handelt, das jedoch hinsichtlich seiner hygienischen und immunologischen Eigenschaften nicht unproblematisch ist und durch umfangreiche Untersuchungen einen personell wie materiell hohen Aufwand erfordert.

Als Alternative zur allogenen kältekonservierten Knochentransplantation muß an erster Stelle die autogene Knochentransplantation genannt werden. Wie aus unserer Umfrage zu ersehen ist, wird diese in der Bundesrepublik Deutschland etwa 2 1/2mal häufiger angewendet als die allogene Transplantationsform.

Die Vorteile der autogenen Transplantation liegen darin, daß hierbei immunologische Probleme nicht zu erwarten sind, da Spender und Empfänger gleich sind. Dem Transplantat wird auch eine höhere biologische Wertigkeit zugesprochen [117, 251, 275], wobei jedoch der Umfang der Transplantation vitaler Zellen [7, 319] nicht befriedigend geklärt ist und sicher auch vom Zeitpunkt der Revaskularisierung durch das Wirtsgewebe abhängt [4, 7, 108, 284]. Nach Eitel u. Schweiberer [78] beträgt das Knochenvolumen, das von einer Kapillare ernährt wird, 0,03 mm^3, wobei von einer Kapillareinsprossung von 0,03–0,4 mm pro Tag in Abhängigkeit von der Knochendichte ausgegangen werden kann. Ob die besseren osteoinduktiven Eigenschaften des Transplantats in der Phase I der Osteogenese tatsächlich auch zu einer Verkürzung der gesamten Einheilung führen, ist letztlich nicht geklärt [7].

Der sichere Erhalt der zellulären Vitalität ist nur im gefäßgestielten Knochentransplantat gegeben, das jedoch sowohl von der umfangreichen Entnahme- (gestieltes Fibulatransplantat) wie der mikrochirurgischen Anschlußtechnik einen hohen operativen Aufwand erfordert, der sicher nur in Ausnahmeindikationen gerechtfertigt ist [291, 325]. Die Gewinnung der autogenen Rippen- und Beckentransplantate, wie sie Faupel [88] und Faupel u. Kunze [89] angegeben haben, ist zwar nicht so aufwendig wie die vaskulär gestielter Transplantate, dennoch sind auch hier die Hebedefekte beim Patienten ausgedehnt.

Der Hauptvorteil des autogenen Transplantats liegt sicher darin, daß bei steriler Entnahme die Übertragung von Krankheitserregern oder Tumorgewebe nicht zu erwarten ist. Demzufolge entfällt der hohe logistische, personelle und materielle Aufwand, wie er von der Knochenbank zu fordern ist, wobei die Ausweitung des operativen Eingriffs natürlich auch Kosten verursacht.

Der wesentliche Nachteil des Transplantats besteht jedoch in seinen Gewinnungsmodalitäten. Die Entnahme kann nur über eine zusätzliche Operation erfolgen. Diese wird zwar meistens einzeitig während der Operation durchgeführt, bei der auch der Knochendefekt gefüllt wird, zusätzlich Inzisionen und Weichteiltraumatisierungen sind jedoch notwendig. Dabei wird das Transplantat meistens aus dem vorderen oder hinteren Beckenkamm entnommen. Hinsichtlich der Komplikationen der Transplantatentnahme finden sich unterschiedliche Angaben. Roesgen [251] fand bei 1788 autogenen Spongiosaentnahmen bei 1367 Patienten eine Komplikationsrate von

3,64% bezogen auf die Transplantationen und von 4,68% bezogen auf die Patienten. Über 2% der Patienten hatten bei einer Nachuntersuchung noch mäßige bis starke Beschwerden am Entnahmeort. Grob [109] berichtete 1989 über eine Komplikationsrate von 21% nach Entnahme autogener Transplantate aus dem Beckenkamm. Diese Zahlen weisen nach, daß die Gewinnung der von der biologischen Wertigkeit her sicher optimalen Knochentransplantate mit einer relativ hohen Komplikationsrate beim Patienten in Kauf genommen werden muß.

Ein weiterer Nachteil besteht darin, daß größere Knochenblöcke nicht oder nur unter erheblicher operativer Ausdehnung des Eingriffs und kosmetischer Einbußen gewonnen werden können. Größere Mengen autogenen Transplantats z.B. zum Füllen langstreckiger Defekte in langen Röhrenknochen oder bei großen Knochenzysten sind häufig nicht zu gewinnen. Bei Kindern muß außerdem die Verletzung der Wachstumsfugen unbedingt vermieden werden, so daß die Entnahme, insbesondere größerer Mengen, erschwert ist.

Ilizarov [135, 136] entwickelte in den 60er Jahren eine Methode, um Gliedmaßen bei Zwergwuchs durch eine externe Fixation und Distraktion zu verlängern. Diese Technik wird zunehmend auch bei knöchernen Defekten an der Tibia angewendet [107, 230, 261]. Durch die langsame Distraktion bildet sich unter Erhaltung des Periostschlauchs eine knöcherne Brücke, so daß eine Interposition von Knochen nicht notwendig ist. Es handelt sich hierbei um eine zwar technisch aufwendige aber vom Ergebnis faszinierende Technik, die in Zukunft sicherlich eine breite Anwendung finden wird.

Die Transplantation unbehandelter xenogener (heterologer) Knochen hat bis heute keine klinische Relevanz. Bereits Ollier [225] hatte die Minderwertigkeit des xenogenen Transplantats erkannt, wobei auch immunologische und zytotoxische Vorgänge wichtig sind [83]. Der erste ernste Versuch, das xenogene Transplantat durch chemisch-physikalische Behandlung von seinen antigen wirkenden Eiweißstrukturen zu reinigen, war der Kieler Knochenspan, der von Maatz [191–195], Lentz [181] und Bauermeister [20, 21] seit Anfang der 50er Jahre entwickelt wurde. Der Knochen wurde dabei oxidativ und fermentativ enteiweißt. Spätere Untersuchungen [152] zeigten jedoch, daß noch kollagene Strukturen zurückgeblieben waren. Bis zu den Arbeiten von Schweiberer [272] hatte der Kieler Knochenspan eine weite Verbreitung. Danach sind bis auf Einzelveröffentlichungen [263] keine größeren klinischen Anwendungen mehr bekannt geworden.

Mittelmeier u. Katthagen [210, 211] entwickelten Anfang der 80er Jahre eine Methode, bei der sie xenogenes Kollagen zusammen mit gereinigter xenogener Knochenmatrix herstellten (Pyrost, Collapat). Diese Präparate sollten als xenogene Knochenersatzstoffe dienen. In Tierversuchen zeigte sich dabei eine gute knöcherne Integration. Über eine klinische Anwendung wurde zwar berichtet, größere Studien, insbesondere über Langzeitergebnisse sind bisher jedoch nicht bekannt. Als Knochenersatzstoffe wurden auch Biomaterialien mineralischer Herkunft erprobt. Insbesondere Osborn u. Weiss [227] haben sich mit Apatitkeramik in der Paradontalchirurgie beschäftigt. Sie stellten fest, daß Hydroxylapatit eine gute Biokompatibilität und langsame Resorption zeigt. Im Gegensatz dazu hat Tricalciumphosphat [220] eine schnellere Resorption. Buchholz et al. [33] zeigten gute Ergebnisse von Hydroxylapatit im metaphysären Bereich des Tibiakopfes in der klinischen Anwendung.

Roesgen [252, 253] untersuchte das Einbauverhalten von Hydroxylapatit- und Whitlockitkeramik im Vergleich zu Kieler Knochenspan im menschlichen Beckenkamm, nach Entnahme autogener Spongiosa. Durch das verzögerte Einbauverhalten empfahl er Hydroxylapatitkeramik lediglich zur Ergänzung der autogenen Spongiosaplastik. Tricalciumphosphatkeramik provozierte eine erhebliche Degradationsreaktion, die sich über lange Zeit erstreckte. Zu den Nachteilen von Tricalciumphosphat-, sowie Pentacalciumphosphatkeramiken werden außerdem ein hohes E-Modul und damit auch eine mechanische Unterlegenheit gegenüber autogenen und allogenen Knochentransplantaten gezählt.

Die Aufgabe eines Knochenersatzmaterials, nämlich eine Stimulation der körpereigenen Knochenneubildung, erfüllen diese Keramiken nicht, da sie längerfristig oder dauernd im Sinne des Implantats im Körper verbleiben [152].

Wie aus dieser Aufstellung zu ersehen ist, hat jedes Transplantat bzw. jeder Knochenersatzstoff seine spezifischen Vor- und Nachteile. Ziel dieser Arbeit war es, die Möglichkeiten zu überprüfen, inwieweit desinfizierter oder sterilisierter Knochen eine Alternative oder Ergänzung zu den oben genannten Materialien darstellt [158].

Nach der Definition von Pschyrembel [238] bedeutet Desinfektion eine Maßnahme, die einen Gegenstand in den Zustand versetzt, daß er nicht mehr infizieren kann. Im Gegensatz dazu versteht man unter Sterilisation eine Hemmung, Abtötung oder Entfernung aller pathogener Mikrobien bzw. Seuchenerreger.

Nach Pschyrembel [238] sind vom Desinfektionsmittel 3 Hauptforderungen zu erfüllen:

- Gute Desinfektionskraft in einer für die Praxis tragbaren Zeit
- Gute Verträglichkeit für Haut, Wäsche und Instrumente
- Gute Wirtschaftlichkeit

Auf die Behandlung des Knochens übertragen würde dies bedeuten:

- Nach dieser Definition würde es genügen, den Knochen so zu behandeln, daß eine Übertragung von bei der Knochentransplantation vorkommenden Krankheitserregern ausgeschlossen werden kann. Eine Desinfektion würde demnach ausreichen.
- Die Desinfektionskraft muß groß genug sein, um die Erreger im Knochen zu erreichen und zu inaktivieren, und zwar in einer Zeit, die sowohl in der klinischen Routine als auch hinsichtlich der knöchernen Verträglichkeit akzeptiert werden kann.
- Die Desinfektionsmaßnahmen müssen für den Knochen selber „verträglich“ sein, d.h. sie dürfen die makro- und mikromorphologischen Strukturen nicht so weit schädigen, daß das Transplantationsziel, nämlich der knöcherne Ein- oder Umbau, gefährdet ist. Die Desinfektionsmittel dürfen nicht toxisch, kanzerogen oder stark antigen wirken. Wenn sie solche Eigenschaften besitzen, so muß die vollständige Entfernung des Mittels aus dem Knochen vor der Transplantation sichergestellt sein.
- Die Desinfektionsmaßnahmen müssen wirtschaftlich sein. Sie sollten bei ähnlicher knöcherner Integration vergleichbarer Transplantate nicht mehr Kosten verursachen und möglichst am Ort der Transplantation, also in der Klinik, durchführbar sein.

Sämtliche Richtlinien zur Knochenbanktechnik [331] sehen vor, daß beim Spender anamnestisch, mikrobiologisch-labortechnisch und immunologisch-histopathologisch in Form einer Ausschlußdiagnose eine Erkrankung erkannt werden muß. Bereits 1971 konnten Konemann et al. [169], Dolan et al. [70] und 1972 Wilson et al. [330] feststellen, daß die klinische Beurteilung einer Spenderinfektion keinen signifikanten Aussagewert hinsichtlich einer möglicherweise bestehenden bakteriellen Transplantat- oder Organkontamination darstellt. Burn [39] postuliert 1932 bereits eine intravitale bakterielle Besiedelung von Organen, Schweinsburg u. Sylvester [276] konnten 1953 aufgrund von Tierversuchen die Existenz intravitaler bakterieller Besiedelung nachweisen. O'Toole et al. [229] wiesen 1965 bei 54% steril entnommener Abstriche aus Geweben eine bakterielle Kontamination nach, Minckler et al. [208] 1968 in 53% der Abstriche. Fitzgerald et al. [91] untersuchen 1973 658 Hüftköpfe und fand in 30% der Fälle einen positiven Keimnachweis, wobei in 65% der Fälle Staphylococcus epidermidis der häufigste Erreger war. Malinin et al. [198] berichtete 1985 von einer Verlustrate von 65,6% aufgrund kontaminierter Spenderknochen bei intensivstem Screening. Andere Untersuchungen bestätigten diese hohen Kontaminationsraten zwischen 5–22% trotz des Einsatzes suffizienter Laminar-airflow-Anlagen [69, 177, 190].

Demzufolge beweist auch ein negativer Abstrich vom Spendertransplantat nicht eine Keimfreiheit des gesamten Knochens. Der oberflächliche Abstrich vom Knochen ist kein Indikator für evtl. tieferliegende Kontaminationen.

Hinsichtlich des Keimspektrums zeigt sich, daß es sich ausschließlich um vegetative Keime handelte. Keiner der oben aufgeführten Autoren konnte sporenbildende Bakterien nachweisen. Lediglich Malinin et al. [198] konnten bei einen septischen Patienten Clostridien feststellen. Da wie oben aufgeführt eine septische Erkrankung als Kriterium für einen Spenderausschluß gilt, hatte diese Beobachtung keine praktische Bedeutung für die Knochenbank.

Nach der Liste der vom Bundesgesundheitsamt geprüften und anerkannten Desinfektionsverfahren [38] werden in Anlehnung an die Resistenzstufen von Konrich u. Stutz [170] 4 Resistenzstufen unterschieden:

- Wirkungsbereich A — Abtötung von vegetativen Keimen einschließlich Mykobakterien sowie Pilzen und Pilzsporen
- Wirkungsbereich B — Inaktivierung von Viren
- Wirkungsbereich C — Abtötung von Sporen des Milzbranderregers
- Wirkungsbereich D — Abtötung von Sporen des Gasbrand- und Tetanuserregers

Nach Wallhäuser [32] sterben die vegetativen Keime bei Temperaturen von 80 °C innerhalb von 5–30 min ab. Für den häufigsten Wundinfektionserreger Staphylococcus aureus fand er eine Abtötungszeit von 1–5 min bei 80 °C. Lord [172] zeigte, daß bei Infektionen nach Knochentransplantationen Staphylokokken und Streptokokken die häufigsten Keime sind. Tomford und Doppelt kamen zu ähnlichen Ergebnissen [72, 297].

Hinsichtlich des für die Knochentransplantation besonders wichtigen HIV zeigt sich eine noch größere Wärmelabilität. Nach Zeichhard et al. [334] ist eine HIV-Suspension bei 56 °C inaktiviert, eingetrocknete Präparate bei 60 °C bei Einwirkzeiten von 2–10 min. Wie andere Autoren [35] stellt auch er die besondere Kälteresistenz des Virus fest, das bei –80 °C nicht inaktiviert wird. Martin et al. [201] bestätigten diese Wärmelabilität von HIV bei 56 °C.

Die thermische Sterilisation des Knochens war bereits öfter Ziel experimentellller Untersuchungen und wurde auch in Einzelfällen klinisch angewendet.

Bereits 1918 unternahm Gallie [101] klinische Untersuchungen mit gekochten Knochentransplantaten; Harding [120] stellte dabei nach histologischer Aufarbeitung eine Fremdkörperreaktion fest. Ewers u. Wangerin [87] konnten demgegenüber keine derartigen Befunde erheben. Ihre tierexperimentellen Untersuchungen und klinischen Anwendungen in der Gesichtschirurgie zeigten im Gegenteil ein gutes Einheilen der Transplantate ohne Fremdkörperreaktionen.

Die klinische Anwendung der autoklavierten Transplantate fand und findet in den USA hauptsächlich in der Tumorchirurgie Anwendung. So berichteten Harrington et al. [121] über 42 Sarkompatienten, denen das tumoröse Knochensegment explantiert, autoklaviert und wieder replantiert wurde. Bei einem mittleren Beobachtungszeitraum von 4 Jahren und 10 Monaten zeigte sich nur bei 5 Patienten eine Pseudarthrose. Smith u. Simon [280] konnten bei 8 Chondrosakompatienten bei einem Nachuntersuchungszeitraum von 3,2–13,5 Jahren bei gleicher Technik keine Komplikationen beobachten. Zu ähnlichen Ergebnissen kommen Johnston et al. [146] und Köhler et al. [166]. Wagner u. Pesch [320] berichteten 1989 über den Einsatz autoklavierter Knochenspäne beim Hüftprothesenwechsel.

Diesen Autoren ist gemeinsam, daß sie eine „maximale" thermische Behandlung des Knochens mittels der Autoklavierung durchgeführt haben. Sie gingen davon aus, daß der Knochen dadurch steril, bzw. die Tumorzellen avital wurden. Aufgrund der klinischen Ergebnisse (fehlende postoperative Infektionen, keine Tumorrezidive) ist diese Annahme zwar berechtigt, ein experimenteller Nachweis wurde jedoch nicht geführt.

Aufgrund unserer Untersuchungen zum Wärmedurchgang im spongiösen Knochen konnten wir die Erwärmung des Knochens in Abhängigkeit der Schichtdicke und Zeit nachweisen. Dabei fiel auf, daß die Erwärmung relativ langsam abläuft. Bei einer Schichtdicke von 30 mm bedurfte es einer Erwärmungszeit von ca. 36 min, bis die Zieltemperatur erreicht war. Beim Autoklavieren ist aufgrund des Überdrucks und des Wasserdampfs ein schnellerer Wärmedurchgang gegeben. Mittels Testkeimen konnten wir nachweisen, daß unter Bedingungen der regulären Sterilisation klinischer Gebrauchsgegenstände eine vollständige Erregerinaktivierung und demnach definitionsgemäß eine Sterilisierung des Knochens möglich ist.

Ein technisches Problem der thermischen Behandlung besteht darin, eine homogene Erwärmung des Transplantats zu erzielen. Im Transplantatmantel dürfen keine Temperaturspitzen, im Transplantatkern keine zu niedrigen Temperaturen vorliegen. Dieses Problem liegt insbesondere bei größeren korikospongiösen Blöcken vor. Da hier auch Knochenschichten unterschiedlicher Dichte aneinanderliegen, ist hierbei die Homogenisierung sicher noch mehr erschwert. Eine Homogenisierung ist jedoch nach entsprechend langer Einwirkzeit und konstanter Einwirktemperatur zu erwarten.

Zur besseren Standardisierung wurden die hier vorgestellten Versuche lediglich mit humanen und tierischen Spongiosablöcken durchgeführt, wobei sich zwischen beiden Gruppen kein wesentlicher Unterschied zeigte.

Unter Beachtung der gewonnenen Wärmedurchgangszahlen konnte dann die Inaktivierung vegetativer Keime untersucht werden. Die Anwendung niedriger Temperaturen hat den Vorteil, daß die biologische Wertigkeit des Knochens hinsichtlich seiner Biomechanik, kollagenen Ultrastrukturen und letztlich seinem Einbauverhalten weniger geschädigt wird, als beim autoklavierten Präparat. Unter der Annahme, daß das Transplantat im Operationsaal steril entnommen wird, und eine Kontamination „nur" mit den bekannten Hospitalismuskeimen zu erwarten ist, kann ein Transplantat als desinfiziert gelten, dessen vegetative Erreger inaktiviert wurden. Sowohl die Untersuchungen zum Wärmedurchgang im Knochen, als auch die Versuche mit vegetativen Testkeimen konnten den Nachweis erbringen, daß selbst bei großen Spongiosablökken mit einem Durchmesser von 30 mm eine Erregeraktivierung gelingt. Dabei stellt der hier gewählte Durchmesser sicher das Maximum eines explantierten und entknorpelten Hüftkopfes dar (worst-case), so daß bei kleineren Durchmessern die Inaktivierungssicherheit erst recht gegeben ist. Durch die Erwärmung des Knochenblocks auf 80 °C wird, wie oben ausgeführt, auch HIV inaktiviert, das bereits bei 56–60 °C abgetötet wird. Als einziger Problemkeim verbliebe das wärmebeständigere Hepatitis-B-Virus [174], das jedoch durch die Serumuntersuchung des Spenders diagnostizierbar ist.

Eine andere Möglichkeit wäre die Autoklavierung der Spongiosablöcke. Durch den Nachweis der Inaktivierung thermoresistenter Keime der Stufe III im 30 mm-Sponigiosablock nach Autoklavierung konnte die Sterilisation des Knochenblockes bewiesen werden. Serologische Untersuchungen des Spenders oder immunologische und histologische Überprüfungen des Transplantats sind demzufolge bei der Transplantation autoklavierten Knochens nicht nötig. Der Nachteil der Autoklavierung liegt jedoch in der Schädigung des Transplantats, wie bei der Diskussion der Biomechanik, der ultrastrukturellen Veränderungen und dem Einbauverhalten zu erkennen ist (s. unten).

Eine andere Form der Erwärmung wäre beispielsweise die Anwendung von Mikrowellengeräten. Zumindest könnte damit die Aufheizzeit deutlich verkürzt werden.

Die prinzipiellen Vorteile der thermischen Knochenbehandlung liegen darin, daß das Desinfektionsmedium, nämlich die Wärme, nicht toxisch oder kanzerogen ist. Demzufolge entfallen zu fordernde Techniken der Reinigung des Knochens vom Desinfizienz. Lediglich eine von der applizierten Temperatur abhängige Abkühlungszeit ist zu fordern, die schon durch die anschließende Kryokonservierung gewährleistet ist.

Ein weiterer Vorteil besteht in der Anwendung der Desinfektionsmaßnahmen mit in der Klinik vorhandenen Geräten (Wasserbaderhitzer, Autoklaven). Dabei muß jedoch die genau Einhaltung der geforderten Temperatur apparativ gesichert sein.

In einer kontrollierten randomisierten klinischen Pilotstudie haben wir das Einbauverhalten kryokonservierter allogener Knochentransplantate mit dem autoklavierter Transplantate bei Oberschenkelfrakturen verglichen [156]. Nachdem sich bei 10 Patienten unter Studienbedingungen kein Unterschied zeigte, wurde die autoklavierte Knochentransplantation unter bestimmten Bedingungen in die klinische Routine aufgenommen. Als Ausschlußkriterien für die Transplantation galten beim Empfänger: Alter unter 18 Jahren, offene Frakturen, Septikämie, Cortison- oder Zytostatikathera-

Tabelle 10. Komplikationen bei 71 autoklavierten Spongiosatransplantaten (1/88 bis 9/90)

	n	%
Knocheninfekt	4	5,6
Weichteilinfekt	2	2,8
Refraktur	4	5,6
Metallockerung/Bruch	3	4,2
Fehlstellung	2	2,8
Pseudarthrose	2	2,8

pie, floride Virus- oder bakteriellen Infektionen, Zweiteingriffe (Pseudarthrosen, Refrakturen, Osteomyelitis) und ein ersatzschwaches oder unfähiges Wirtslager.

In der Zeit von Januar 1988 bis September 1990 wurden insgesamt 71 autoklavierte Knochentransplantationen durchgeführt. Der komplikationslose Einbau eines autoklavierten Knochentransplantates bei einer Oberschenkelfraktur ist in Abb. 39 dargestellt. Die Komplikationsrate, bezogen auf das gesamte Patientenkollektiv, ist mit ca. 24% als hoch einzuschätzen (Tabelle 10) [266]. Klinisch relevante Abstoßungsreaktionen, wie Harding [119] sie beschreibt, wurden nicht festgestellt.

Um allogene Knochentransplantate, die durch eine Wärmebehandlung bei 80 °C desinfiziert wurden, ebenfalls klinisch zu erproben, wurde ein spezieller Thermoinkubator entwickelt. Dieser gestattet eine intraoperative Erwärmung von frisch entnommenen Spongiosatransplantaten in einem sterilisierbaren Edelstahlgefäß. Die Überprüfung der desinfizierenden Wirkung dieses Verfahrens wurde durch die Behandlung von Hüftköpfen, die mit Staphylokokken kontaminiert waren, vorgenommen. Dabei konnte in sämtlichen Proben eine Erregerinaktivierung festgestellt werden.

Seit April 1991 werden mit 80 °C desinfizierte Knochentransplantate in einer prospektiven, klinischen Studie angewendet. Dabei wurden bis Juli 1992 insgesamt 45 derartige Transplantationen durchgeführt. Bei regelmäßigen Nachuntersuchungen konnten bislang keine Komplikationen gesehen werden. Radiologisch ließen sich weder Infektzeichen noch Einbaustörungen erkennen.

Die chemische Desinfektion ist ebenfalls ein Verfahren, das öfter zur Knochenbehandlung angewendet wurde. Lo Grippo et al. [189] versuchten bereits 1961 Knochen mit β-Propiolacton zu desinfizieren. Sie fanden dabei eine Eindringtiefe von 3 mm. Nach anfänglichen klinischen Erfolgen mußte dieses Desinfizienz wegen kanzerogener Eigenschaften wieder verlassen werden [127]. Muntig et al. [217] und Mschwidobadse [209] unternahmen Versuche mit Formaldehyd, die auch zum klinischen Erfolg führten. Der Nachteil der Aldehyde ist jedoch ebenfalls die kanzerogene Wirkung, so daß diese bereits im klinischen Bereich zur Flächendesinfektion nur noch zurückhaltend eingesetzt werden [37]. Im Gegensatz zu den vorgenannten Stoffgruppen ist von den Alkoholen insbesondere den Äthanolen kein mutagener oder toxischer Effekt bekannt. Aufgrund ihrer physikalischen und chemischen Eigenschaften mit niedrigem Siedepunkt und kleinem Molekulargewicht dürfte auch die Penetration in und aus den Knochen weniger problematisch sein, als mit den höhermolekularen oder stabileren

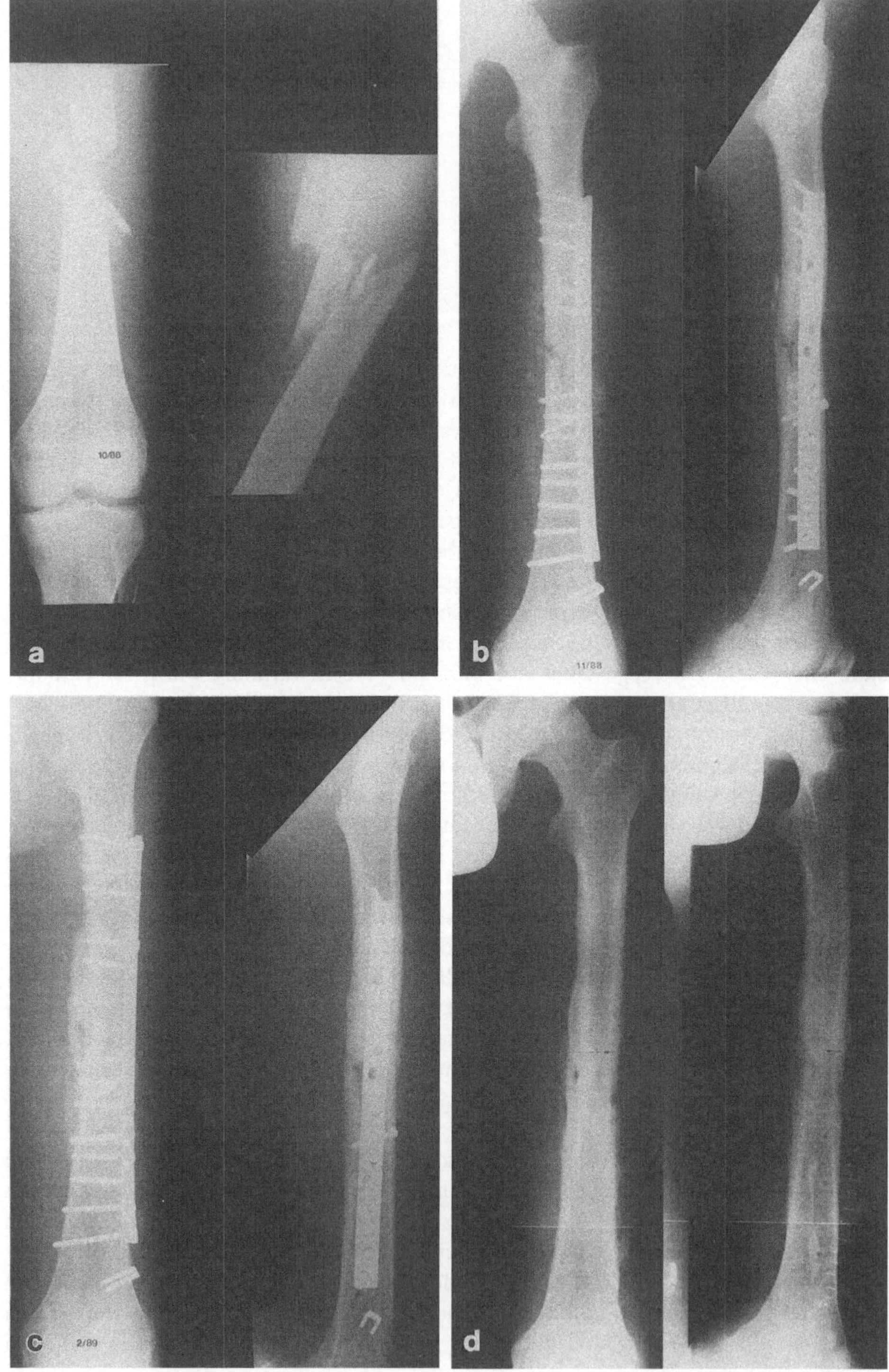
10/88
a
b
11/88
c
2/89
d

Verbindungen Tuli u. Singh [305] sowie Mandelkow et al. [199] zeigten sehr gute Ergebnisse im Einbauverhalten äthanolbehandelter Knochen.

Der Vorteil der chemischen Desinfektion liegt darin, daß aufgrund breiter klinischer Anwendung zur Flächen- oder Instrumentendesinfektion die Wirkungsbereiche genau bekannt sind [90]. So liegen genaue Untersuchungen hinsichtlich der Inaktivierung von HIV durch Äthanol oder andere Desinfektionsmittel vor [62, 178, 201, 282, 334]. Nach Spire et al. [282] inaktiviert 91%iges Äthanol HIV innerhalb von 10 min, 70%iges Äthanol innerhalb von 1 min. Auch die übrigen gebräuchlichen Desinfektionsmittel führen innerhalb vertretbarer Zeit (1 min bis 1 h) zur Abtötung.

Diesen zahlreichen positiven Eigenschaften der chemischen Desinfektion stehen jedoch 2 wesentliche Einschränkungen entgegen:

Problem der Diffusion

Bis auf die Arbeiten von Lo Grippo et al. [189] hat keiner der oben zitierten Autoren die tatsächliche Eindringtiefe des Desinfektionsmittels und dessen Konzentrationsabfall nach Diffusion durch den Knochen gemessen. Die hier vorgelegten Messungen des Konzentrationsabfalls von 70%igem Äthanol nach 24stündiger Diffusion zeigen, daß der Knochen selbst für das aufgrund seiner physikalischen und chemischen Eigenschaften ideale Desinfektionsmittel eine erhebliche Barriere darstellt. Bei der Versuchsanordnung wurde dabei auf die Verwendung kortikaler Diffusionsbarrieren bereits verzichtet. Nachdem die Diffusionsversuche gegen eine HIV-Suspension mikroskopisch und im Antigentest keine Erregerinaktivierung nachweisen konnten, erklärten die gaschromatographischen Ergebnisse diese Befunde. Die Äthanolkonzentrationen reichten nicht aus, die zur HIV-Inaktivierung geforderten 25% Äthanol zu erreichen. Die von Spire et al. [282] angegebene 19%ige Äthanolkonzentration wurde ohne Berücksichtigung der Versuchstemperatur und eventueller Zugabe stabilisierender Proteine genannt und ist demnach nicht beweisend.

Eigene Vorversuche mit 10%igem Glutaraldehyd zeigten nach 24stündiger Diffusion durch eine 3-mm-Spongiosascheibe unter gleichen Versuchsbedingungen wie oben beschrieben keine gaschromatographisch nachweisbare Glutaraldehydkonzentration. Eine Knochendesinfektion mit Glutaraldehyd und wahrscheinlich auch mit anderen höhermolekularen Stoffen ist somit ausgeschlossen.

Ähnliche Ergebnisse lieferten die Untersuchungen zur quantitativen Bestimmung der Peressigsäurediffusion durch spongiösen Knochen. Hier zeigte sich, daß nach einer 4stündigen Diffusion trotz Entfettung der Proben und Anlage eines Unterdrucks von 0,2 bar eine ausreichende sporozide Konzentration von 0,005–0,02% Peressigsäure nur bei Spongiosaschichtdicken von 6 mm erreichbar war. Schon bei einer Probendicke von 12 mm unterschritten die flüssigkeitschromatographisch ermittelten Peressigsäurekonzentrationen die sporozide Wirkungsgrenze.

Abb. 39. a II° offene Oberschenkelfraktur bei einem 17jährigen Patienten, präoperativ. **b** 4 Wochen nach sekundärer Spongiosaplastik mit autoklaviertem Knochen. **c** 6 Monate postoperativ. **d** Zustand nach Metallentfernung

Problem der Entfernung des Desinfektionsmittels aus dem Knochen

Da bei der Knochentransplantation durch die personelle (Arzt) und institutionelle (Klinik) Identität eine Einheit bei der Transplantatentnahme und -abgabe vorliegt, muß eine Herstellungserlaubnis entsprechend §13 des Arzneimittelgesetzes nicht vorliegen. In diesem Zusammenhang sei auch auf die bisher nicht vorhandenen Rechtsgrundlagen im Sinne eines Transplantationsgesetzes in der BRD hingewiesen.

Bei Behandlung des Transplantats mit toxischen oder kanzerogenen Mitteln muß jedoch zumindest der Nachweis der vollständigen Entfernung des Desinfektionsmittels erbracht werden, wobei unklar ist, ob solche Transplantate dann nicht doch wie ein Medikament einem Zulassungsverfahren unterworfen werden müßten (2 ABS.1 und 2 AMG).

Da ein Verfahren der Transplantatreinigung ohne zusätzliche Schädigung des Knochens und auch der Nachweis der vollständigen chemischen Reinheit des Knochens technisch sicher sehr schwierig zu führen sind, erscheint eine klinische Anwendung der chemischen Knochendesinfektion insbesondere auch aufgrund der unsicheren Desinfektionswirkung im Knochen z.Z. nicht möglich.

Die ionisierende Bestrahlung ist ein in der Industrie vielfach angewendetes Verfahren zur Desinfektion hitzeempfindlicher medizinischer Produkte. Die Bestrahlungsdosis hängt dabei von Art und Ausmaß der Kontamination und der zu bestrahlenden Materialien ab; i. allg. wird industriell mit 25 kGy bestrahlt [32].

Die Knochenbehandlung durch ionisierende Strahlen wurde ebenfalls von mehreren Arbeitsgruppen durchgeführt [85, 129, 168, 206, 217]. Dabei verwendeten insbesondere Bassett u. Packard [19] bestrahlte allogene Transplantate bei größeren Patientenzahlen. Hernigou et al. benutzten dabei Strahlendosen von 20–25 kGy. Die knöcherne Konsolidierung gab er mit bis zu 85% an [129].

Die oben genannten Autoren blieben aber den Nachweis der Erregerinaktivierung schuldig. Nach Spire et al. [283] beträgt die Inaktivierungsdosis bei der ^{60}Co-Bestrahlung 2 kGy. Bei dieser nicht korpuskulären Strahlung spielt die Schichtdicke nicht metalliner Festkörper keine wesentliche Rolle. Bei der korpuskulären β-Bestrahlung in der Elektronenbeschleunigungsanlage muß eine gewisse Abschwächung beim Durchgang durch die Materie berücksichtigt werden. Die Eindringtiefe wird hierbei mit ca. 5 mm angegeben [30]. Bei der hier vorgestellten Versuchsanordnung konnte aufgrund des geringen Flächengewichts der Virusproben eine Abschwächung des Elektronenstrahls vernachlässigt werden. Für die klinische Anwendung, insbesondere zur Bestrahlung größerer Knochenblöcke, erscheint jedoch die γ-Bestrahlung geeigneter.

Die hier vorgelegten Ergebnisse widerlegen die von Spire et al. [283] angegebene Dosis zur HIV-Inaktivierung von 2 kGy. Bei einer solchen Bestrahlungsdosis war in beiden Bestrahlungsarten noch aktives HIV nachzuweisen. Erst ab 15 kGy zeigte sich eine reproduzierbare HIV-Inaktivierung in beiden Versuchsansätzen. Die relativ hohe Strahlendosis erklärt sich durch die erhöhte Strahlenresistenz von Viren gegenüber Bakterien [321]. So ist auch die Strahlenresistenz anderer Viren nicht eindeutig abschätzbar. Die breite Anwendung der industriellen Bestrahlung medizinischer Produkte zeigt jedoch, daß, wenn keine massive Kontamination vorliegt, die Bestrahlungsdosen mit 25 kGy zur Sterilisation ausreichen [23, 29]. Da, wie oben ausgeführt, das allogene Transplantat intraoperativ steril entnommen werden sollte, ist eine stärkere Kontamination mit sporenbildenden Keimen weitgehend auszuschließen. Devries et al. [69] gaben 1958 zur bakteriellen Sterilisation eine Bestrahlungsdosis von 20 kGy an, zur Virusinaktivierung seien 30–40 kGy notwendig. Diese Angaben wurden auch von Sautin [267] bestätigt. Die Untersuchungen bestätigen die Annahme, daß die Bestrahlung für die Virusinaktivierung höhere Dosen voraussetzt, als für die bakterielle Sterilisation.

Ein weiteres Problem, das bei der Bestrahlung von Biomaterialien auftritt, ist die mögliche Entstehung toxischer Metabolite [154] und Radikale [228], deren Langzeitwirkung nicht bekannt ist. Bei einer Bestrahlung mit 25 kGy mit einer ^{60}Co-Anlage ist eine sekundäre Radioaktivität nicht zu befürchten [29], eine Aufheizung des Knochens ist abhängig von der Leistung der Strahlenquelle [30].

Die hohen Strahlendosen zur Virusinaktivierung können mit den Bestrahlungsgeräten, wie sie in der Klinik Anwendung finden, in tolerablen Zeiträumen nicht erzielt werden. Damit entfällt für die Strahlensterilisation die oben aufgeführte Forderung, daß die Transplantatbehandlung möglichst in der Klinik durchgeführt werden sollte. Ein Transport des noch nicht kältekonservierten Transplantats zu einer entsprechenden Anlage und der sofortige Rücktransport unter sterilen Bedingungen erschweren sicher die Logistik dieser Desinfektionsmethode.

Auch die Gassterilisation ist eine in der Klinik oft eingesetzte Methode, hitzeempfindliche Geräte zu behandeln. Dabei wird hauptsächlich Äthylenoxid verwendet. Der Vorteil dieses Verfahrens liegt, aufgrund seiner breiten klinischen Anwendung, ebenfalls in der genauen Kenntnis der Wirkungsbereiche. Außerdem ist mit diesem gasförmigen Medium, das unter Druck appliziert werden kann, eine gute Knochenpenetration zu erwarten. Cloward [59] berichtete 1978 über 187 äthylenoxidsterilisierte Knochentransplantate in der Wirbelsäulenchirurgie, die vergleichbar gute klinische Ergebnisse wie die autogenen oder allogenen Transplantate hatten. Auch Prolo et al. [237] berichteten über gute klinische Ergebnisse.

Rückstände von Äthylenoxid können jedoch zu schwerwiegenden gesundheitlichen Schäden führen [25]. Nach O'Leary et al. [224] können derartige Rückstände hämolytisch wirken. Bruch [32] und Moeschlin [213] wiesen auf die mutagenen und karzinogenen Wirkungen kleinster Äthylenoxydreste hin. Nach den Empfehlungen des Bundesgesundheitsamtes [25] darf eine Behandlung pharmazeutischer Ausgangsstoffe mit Äthylenoxid nicht erfolgen. Nachdem bisher kein sicheres Verfahren zur vollständigen Entfernung von Äthylenoxid aus dem Knochen bekannt ist, wurde auf die Verwendung dieser Substanz im Rahmen der hier vorgelegten Untersuchungen verzichtet.

Natürlich können auch kombinierte Verfahren zur Knochendesinfektion angewendet werden.

Bei der Lyophilisation wird durch Gefriertrocknung und gleichzeitige Drucksenkung dem Knochen Wasser entzogen. Durch weitere Drucksenkung und Trocknung kann so ein Wassergehalt von weniger als 1% erreicht werden. Der Vorteil dieser Methode liegt darin, daß so eine unbeschränkte Lagerhaltung über unbegrenzte Zeiträume möglich ist. Die Rehydration erfolgt mit Elektrolytlösungen evtl. unter Antibiotikazusatz bei Raumtemperatur. Kreuz et al. [173] haben lyophilisierten Knochen erfolgreich klinisch eingesetzt; Urist et al. [311] führten zusätzlich eine Oberflächenbehandlung durch. Daher wurde im Rahmen der Tierversuche dieses Verfahren mitberücksichtigt. Die Lyophilisierung ist jedoch eine Konservierungs – und keine Sterilisationsmaßnahme.

Bei der Anwendung von Äthanol wurde dieses auf seinen Siedepunkt von 80 °C erhitzt. Die Kombination dieser beiden thermischen und chemischen Methoden zur Knochendesinfektion erfolgte unter der Vorstellung, daß beim Übergang vom flüßigen zum gasförmigen Medium eine bessere Knochenpenetration zu erwarten ist. Auch die Erhitzung sollte ergänzend desinfizierend wirken.

Nachdem somit die Vor- und Nachteile der einzelnen Desinfektionsverfahren dargestellt wurden, muß die oben genannte Forderung, nämlich die Auswirkungen der Desinfektionsmaßnahmen auf das Transplantat, überprüft werden.

Bei den rasterelektronenmikroskopischen Untersuchungen der behandelten Präparate konnte der Zustand der Kollagenfibrillen in Abhängigkeit vom Desinfektionsverfahren beurteilt werden. Dadurch lassen sich mit Einschränkung Rückschlüsse auf das Ausmaß der Zerstörung der Proteinstrukturen ziehen. Die chemisch behandelten Präparate zeigten dabei insgesamt die wenigsten Veränderungen in der Ultrastruktur. Für das Äthanol erscheint dies plausibel, da es oft als Konservierungsmittel eingesetzt wird. Aber auch die mit THF und Adipinsäure behandelten Gruppen wiesen keine wesentlichen Verklumpungen auf. Lediglich das insbesondere in der Hautdesinfektion klinisch eingesetzte Polyvidonjod zeigte ein beginnendes Aufquellen der Kollagenfasern.

Bei der thermischen Behandlung kam es zu den deutlichsten Strukturveränderungen bei einer Erwärmung über 100 °C. Ein Kollagenmuster war nicht mehr erkennbar, die fibrilläre Struktur, einschließlich der Osteozytenlakunen war homogen verdichtet. Von der ultrastrukturellen Beurteilung her muß auf eine vollständige Denaturierung der Eiweißstrukturen geschlossen werden. Der Untersuchungsmethode ist zwar die rein oberflächliche Strukturanalyse immanent, aufgrund der Wärmedurchgangsuntersuchungen muß jedoch davon ausgegangen werden, daß diese Strukturveränderungen das gesamte Präparat betreffen.

Bei den bestrahlten Präparaten zeigte sich ab 25 kGy eine beginnende Verklumpung der Kollagenfasern, die vergleichend den Veränderungen bei der Erwärmung auf 80 °C waren. Dies konnten die Arbeiten von Munting et al. [217] und Glowacki et al. [103] bestätigen, die nach einer Bestrahlung mit 25 kGy [γ-Strahlung) beim entkalkten Knochen noch osteoinduktive Eigenschaften nachweisen konnten.

Bei den Untersuchungen über die Auswirkungen der verschiedenen Behandlungsverfahren auf die biologische Wertigkeit des Knochens müssen auch die biomechanischen Parameter berücksichtigt werden. Bereits Pauwels [231] wies in seinem 1965 erschienenen Standardwerk *Gesammelte Abhandlungen zur funktionellen Anatomie des Bewegungsapparates* auf die Bedeutung der Biomechanik hin: „Es wurde übersehen, daß generell für die Frakturheilung, neben der Qualität des Regenerats, auch die Wirkung der mechanischer Kräfte, also die mechanische Beanspruchung des Regenerats von maßgebender Bedeutung ist ...“. Ein Transplantat, das eine gewisse Eigenstabilität hat, läßt sich daher besser in eine Ostoesynthese einbeziehen, ist früher belastungsstabil und trägt somit zu einer besseren knöchernen Konsolidierung und Prophylaxe der Inaktivitätsosteoporose bei.

In der klinischen Anwendung hat sich daher in unserer Klinik der allogene spongiöse oder kortikospongiöse Block bei bestimmten Indikationen bewährt [265]. In einem Dreijahreszeitraum wurden bei 393 allogenen Knochentransplantationen 69 (17,6%) Knochenblöcke transplantiert, davon waren 10 (14,5% der Blocktransplantate) autoklaviert (Abb. 41). Die Indikationen sind aus Abb. 40 ersichtlich.

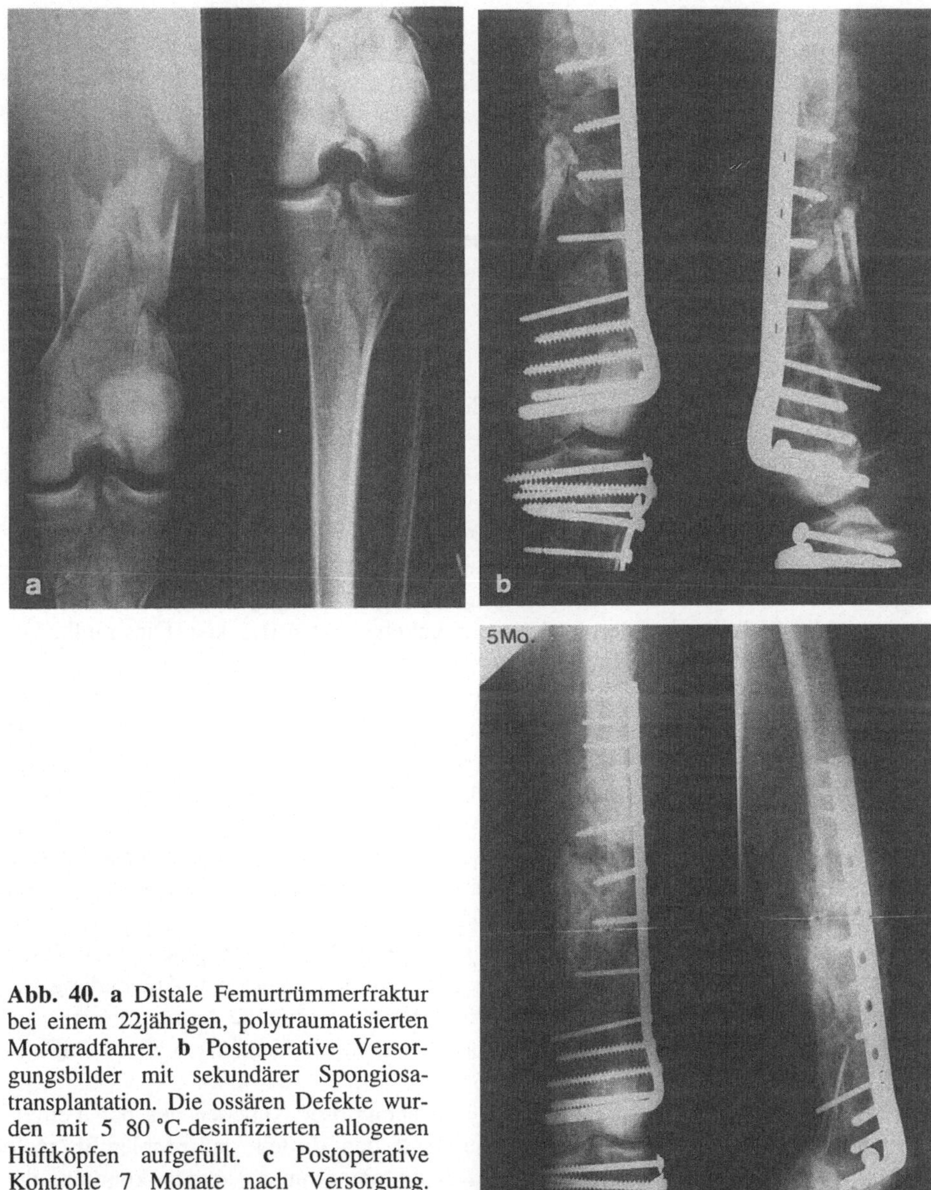

Abb. 40. a Distale Femurtrümmerfraktur bei einem 22jährigen, polytraumatisierten Motorradfahrer. **b** Postoperative Versorgungsbilder mit sekundärer Spongiosatransplantation. Die ossären Defekte wurden mit 5 80 °C-desinfizierten allogenen Hüftköpfen aufgefüllt. **c** Postoperative Kontrolle 7 Monate nach Versorgung. Fortgeschrittene Homogenisierung und Transplantatinkorporation. Subjektive Beschwerdefreiheit und Vollbelastung

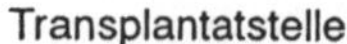

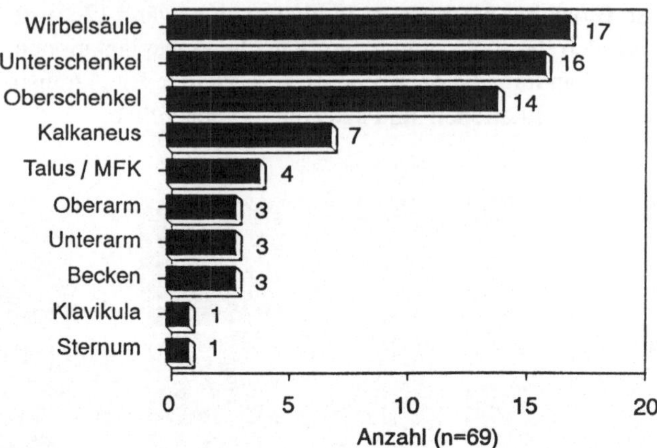

Abb. 41. Lokalisation allogener Knochenblocktransplantate in einem 3jährigen Beobachtungszeitraum

Bei den 45 nachuntersuchten Patienten zeigte sich volle Belastungsstabilität bei radiologisch-morphologisch vollständigem Einbau der Transplantate.

Da vom Blocktransplantat daher bereits primär eine gewisse biomechanische Stabilität gefordert wird, ist die Abnahme dieser Stabilität durch chemische oder physikalische Behandlungen zum Zwecke der Desinfektion als Minderung der biologischen Wertigkeit des Transplantats anzusehen. Wie oben ausgeführt, wurden als sterilisierte Präparate klinisch lediglich autoklavierte Blöcke angewendet. Hierbei zeigte sich bereits bei der klinischen Handhabung der Transplantate eine deutliche Abnahme der Stabilität im Vergleich zu den unbehandelten Blöcken. Dies mußte bei Technik und Belastungszeitpunkt der Osteosynthese berücksichtigt werden.

Die Ausreißversuche zur Beurteilung der Festigkeitsparameter von Knochenmaterial wurden in Anlehnung an die Arbeiten von Kölbel u. Boenick [167] sowie Oest [223] eingesetzt. Diese Versuche zeigten den zunehmenden Verlust der Materialfestigkeit mit zunehmender Intensität der thermischen Behandlung, wobei der Festigkeitsverlust der 80 °C-Gruppe nicht signifikant war. Die Übertragbarkeit dieser Ergebnisse auf den menschlichen Knochen ist durch die analoge Tendenz der Reduktion der biomechanischen Zugfestigkeit mittels thermischer Einflüsse beim porzinen und humanen Spongiosazylinder z.T. gegeben [278].

Die Untersuchungen zur Biomechanik spongiöser Blöcke erschienen unter diesen Prämissen als wichtig, zum einen um die bereits in der klinischen Anwendung gebräuchlichen Transplantate zu testen, zum anderen um eventuelle Alternativpräparate, die sich aus den anderen Versuchen ergeben könnten, biomechanisch zu quantifizieren.

Als Material wurde für die Versuche rein spongiöser Knochen aus den Femurkondylen von Schweinen entnommen. Dies hatte den Vorteil, daß problemlos viele Proben aus der gleichen anatomischen Region entnommen werden konnten, der Nachteil bestand darin, daß eine direkte Übertragung der Werte auf humane Knochen nicht möglich ist.

Statistisch gesehen ist jedoch eine möglichst homogene Verteilung der Proben hinsichtlich ihrer Kenndaten und eine große Zahl von Wiederholungsversuchen wichtig. So zeigte sich in Vorversuchen, daß bei humaner Spongiosa die Dichtewerte viel stärker streuten, als bei den hier verwendeten Proben. In der Regel liegt die Dichte tierischer Spongiosa höher als beim Menschen [58]. Gerade diese ist jedoch für die Festigkeit ein entscheidender Parameter, so daß größere Streuungen die Ergebnisse der Messungen fraglich erscheinen ließen [58, 100, 216, 232]. Knauss [161] untersuchte Materialkennwerte bei Knochenproben aus verschiedenen Regionen des koxalen Femurs. Er stellte dabei erhebliche Unterschiede fest.

Trotz der weitgehend standardisierten Spezies, Entnahmetechnik und -lokalisation wurden die Proben hinsichtlich ihrer Dichte normalisiert. In der Literatur sind hinsichtlich dieser Normalisierung keine einheitlichen Angaben zu entnehmen. Insbesondere die Art der Vorbehandlung der Proben (frisch, eingefroren oder entfettet) wurden mit unterschiedlichen Techniken untersucht [58, 100, 188], so daß auch die ermittelten Werte nicht vergleichbar waren. Auch der Begriff der Dichte wird nicht einheitlich verwendet. So verstanden Galante et al. [100] diese als Quotienten von Feuchtgewicht durch Volumen, während Knauss [161] den getrockneten Knochen in seine Berechnungen einbezog. Andere Autoren beziehen sich auf das Aschegewicht [188], auf 60 °C erwärmten [118] oder zentrifugierten Knochen [122]. Wichtig ist dabei sicher, daß sämtliche Versuche unter gleichen reproduzierbaren und standardisierten Kautelen durchgeführt werden, um eine Vergleichbarkeit zu erreichen. Dies wurde bei den hier vorgelegten Methoden berücksichtigt.

Ziel dieser Untersuchungen war es demnach nicht, die Absolutwerte der biomechanischen Stabilität spongiösen Knochens zu ermitteln, sondern die relative Abnahme nach verschiedenen Behandlungsmethoden zu erfassen. Dieser relative Stabilitätsverlust läßt sich mit gewissen Einschränkungen auch auf das Stabilitätsverhalten menschlicher Spongiosa übertragen.

Bei der Anordnung der Druckversuche wurde auf Vorgaben der DIN-Norm (DIN 50106) geachtet. Lediglich das Verhältnis von Probenhöhe zu Durchmesser mußte anatomisch bedingt von 1–2 auf 0,55 verkleinert werden. Ähnliche Werte und Versuchsanordnungen finden sich bei Carter und Hayes [58, 122], Mosekilde et al. [216] und Lindahl [188].

Hinsichtlich der Ergebnisse ist ein Vergleich der Absolutwerte mit anderen Autoren bereits für die Kontrollgruppen schwierig. In Tabelle 11 sind verschiedene Werte für das Elastizitätsmodul und den Yield-Point verschiedener Arbeitsgruppen, die mit humanen Proben gearbeitet haben aufgeführt. Daraus geht die starke Streuung der Werte hervor.

Bei der Beurteilung der Materialkennwerte nach physikalischer und chemischer Behandlung zeigen sich noch größere Schwierigkeiten im Vergleich mit anderen Untersuchern. Hierbei sind neben den oben beschriebenen Unterschieden der Proben auch unterschiedliche Behandlungsmethoden zu beachten.

Bei der Kryokonservierung wurde in den hier vorgelegten Untersuchungen eine leichte nicht signifikante Schwächung der Probenstabilität festgestellt. Strömberg u. Dalén [285] zeigten eine Abnahme der Torsionsstabilität am Hundeknochen nach Kryokonservierung von 4,6%. Der Versuchsaufbau testete hierbei jedoch den Knochen als Struktur (vgl. 2.3.2) und nicht als Material.

Tabelle 11. Materialkennwerte für humane Knochen im Literaturvergleich

	Elastizitätsmodul (MPa)	
Lindahl [188]	1,4 - 79,0	(proximale Tibia)
	1,1 - 139,0	(Wirbelkörper)
McElhaney [204]	151,7	(Wirbelkörper)
Charter u. Hayes [58]	500,0	(proximale Tibia)
Knauss [161]	220 - 1080	(proximaler Femur)
	Yield- Point	
Chalmer u. Weaver [57]	0,34 - 7,72	(Wirbelkörper)
Galante et al. [100]	0,39 - 5,98	(Wirpelkörper)
Carter u. Hayes [58]	1,5 - 45,0	(proximale Tibia)
Lindahl [188]	0,3 - 6,7	(proximale Tibia)
	0,3 - 7,0	(Wirbelkörper)
McElhaney [204]	4,13	(Wirbelkörper)
Knauss [161]	0,5 - 17,0	(proximaler Femur)

Der Einfluß ionisierender Strahlen auf die Biomechanik des Knochens wurde von mehreren Arbeitsgruppen untersucht. Bright et al. [30] bestrahlten humanen Knochen mit Dosen bis zu 35 kGy und stellten einen signifikanten Anstieg des Elastizitätsmoduls fest. Nach vorheriger Lyophilisation kam es dagegen zu einer Abnahme des Yield-Points. Methodisch ist diesen Untersuchungen anzulasten, daß weder eine Berücksichtigung der Dichte noch eine Normierung der Proben (kortikale humane Blöcke) erfolgte. Komender et al. [168] untersuchte ebenfalls an humanen Präparaten die Auswirkungen der Bestrahlung und Tieffrierung auf die Stabilität. Er bestrahlte hierbei mit 5–60 kGy. Erst bei einer Dosis von 60 kGy sank die Festigkeit der Proben um ca. 20%. Die Lyophilisation führte demgegenüber zu einem Anstieg der Stabilität. Wie Bright und Burchardt konnte jedoch auch er interindividuelle Unterschiede durch die Entnahme der Proben vom Leichenfemur nicht ausschließen.

Triantafyllou [302] bestrahlte kortikale Knochenproben von Kühen mit 30 kGy. Im 3-Punkt-Biegeversuch zeigte sich ein Stabilitätsverlust auf 50–75%.

In den hier vorgelegten Ergebnissen ist ein signifikanter Rückgang der gemessenen Parameter ab 25 kGy zwischen 40 und 60% festzustellen. Im Gegensatz zu den oben zitierten Arbeiten wurde in dieser Versuchsanordnung auf eine Berücksichtigung der Dichte (Normalisierung) und möglichst gute Standardisierung der Proben geachtet. Die Ergebnisunterschiede im Literaturvergleich sind demnach als methodisch begründet anzusehen.

Hinsichtlich der eigenen Berechnungen muß dennoch kritisch angemerkt werden, daß die Normalisierung der behandelten Gruppen durch die Unterschiede in der Steigung der Regressionsgeraden nicht exakt möglich ist und demzufolge nur als mathematisch nicht genaue Annäherung an einen fiktiven Wert gesehen werden darf.

Im Vergleich der normalisierten und der Rohwerte zeigen sich keine für die Praxis wesentlichen Unterschiede, so daß retrospektiv die Normalisierung der Parameter zu keinen Konsequenzen führt.

Die Autoklavierung der Proben führte zum stärksten Stabilitätsverlust aller Behandlungsverfahren. Es fand sich eine Reduktion der gemessenen Parameter auf 11–19% der Ausgangswerte. Auch im Literaturvergleich lassen sich diese Ergebnisse bestätigen, wobei die Absolutwerte wiederum abhängig vom Versuchsaufbau schwanken. So geben Köhler et al. [165, 172] eine Abnahme der Festigkeit im Torsionsversuch bei 121 °C für 20 min von 23% an. Niedrigere Temperaturen aber längere Autoklavierungszeiten führen zu einer stärkeren Abnahme der Stabilität.

Zur Erklärung dieser biomechanischen Einbußen werden die Veränderungen der Kollagenfasern verantwortlich gemacht. Diese Hypothese kann durch die hier im REM festgestellten Verklumpungen der Kollagenfasern erhärtet werden (s.3.3.1).

Somit zeigen die eigenen Experimente, wie die anderer Untersucher, eine erhebliche Einbuße in der biomechanischen Stabilität nach der Autoklavierung, die im klinischen Einsatz berücksichtigt werden muß.

Nach diesen Untersuchungen zeigte sich bis 70 °C keine Änderung der Stabilität. Ab 80 °C kam es zu einer signifikanten Abnahme der gemessenen Parameter zwischen 10–15%, die ab 100 °C Erhitzung deutlich zunahm. Demnach muß auch bei der thermischen Inaktivierung vegetativer Keime im kritischen Temperaturbereich von 80 °C eine Einbuße der Stabilität hingenommen werden, die jedoch im Vergleich zur Autoklavierung lediglich 1/4–1/5 ausmacht.

Bei der chemischen Behandlung zeigten sich bei Anwendung desinfizierender Lösungen keine Änderungen der Stabilität. Lediglich nach 24stündigem Einlegen in Ringer-Lactatlösung kam es zu einem Stabilitätsverlust. Dieser ist wahrscheinlich durch die beginnende Autolyse des Knochenblocks zu erklären. Für die Praxis bedeutet dies, daß ein längeres Einlegen der Knochentransplantate in isotone Lösungen zu vermeiden ist.

Entsprechend den unter Abschnitt 1.4 aufgestellten Fragestellungen und Zielsetzungen nach der biologischen Wertigkeit desinfizierter Transplantate ist die Einheilungsdynamik von entscheidender Bedeutung. In der klinischen Anwendung wurden in unserer Klinik bisher nur autoklavierte Transplantate eingesetzt, da über diese bereits klinische Erfolge publiziert wurden [146, 279, 320] und die Sterilisation der Transplantate als sicher anzusehen war. Strahlenbehandelte Transplantate wurden zwar auch schon wie oben aufgeführt am Patienten angewendet, da insbesondere die HIV-Inaktivierungsdosis bis zu diesen Untersuchungen als unsicher gelten mußte, wurden diese Transplantate bei uns klinisch bisher nicht angewendet.

Zur Beurteilung der Einheilungsdynamik verschieden behandelter Knochentransplantate, insbesondere auch unter Auswertung histologischer Präparate, steht demnach nur der Tierversuch zur Verfügung.

Bei allen tierexperimentellen Versuchsmodellen muß zunächst die Frage gestellt werden, ob eine Übertragung des Modells und somit der Ergebnisse auf den Menschen zulässig ist. Nach Katthagen [152] werden heute die im Tierexperiment gewonnenen Ergebnisse auch als für den Menschen gültig anerkannt. Dennoch sollte man sich kritisch mit der Tierspezies und dem Versuchsmodell auseinandersetzen. Bei der Auswahl des Versuchstieres muß die unterschiedliche Knochenregenerationsrate zum einen im Vergleich zum Menschen, zum anderen innerhalb der verschiedenen Spezies berücksichtigt werden. Ecke et al. [75] stellten schon 1964 fest, daß Unterschiede in der Intensität der Knochenneubildung der verschiedenen Tierspezies vorhanden sind. Nach Vitalli [319] sind die Knochenheilungsvorgänge der Ratte mit denen des Menschen vergleichbar, wobei jedoch unterschiedliche Zeiträume zu berücksichtigen sind. Axhausen [11] zweifelte bereits 1950 am Wert der Experimente zur Osteogenese am Kaninchenmodell. Er stellte eine viel stärkere Osteogenese beim Kaninchen und dessen Neigung zu heterotopen Verknöcherungen fest. Eitel et al. [81] wiesen darauf hin, daß Übereinstimmungen der Knochenregeneration zwischen Mensch und Tier nur in begrenztem Maße vorhanden sind. Dennoch mußte auch er, wie viele andere Untersucher, die sich mit knöcherner Regeneration oder Um- und Einbauverhalten beschäftigen, Tierversuche durchführen. Zumindest z.Z. existiert kein vergleichbar brauchbares Modell, das Fraktur- bzw. Osteotomieheilungen simulieren könnte.

Der Vorteil des hier benutzten Tiermodells lag darin, daß es sich um Inzuchtstämme handelte, die Tierhaltung der 90 Ratten keinen übermäßigen Raum beanspruchte, es sich um ausgewachsene Tiere handelte und auch die Genehmigung zur Durchführung der Tierversuche mit kleineren Wirbeltieren eher gestattet wird als mit größeren.

Der Versuchsaufbau basierte auf bereits erfolgreich durchgeführten Vorversuchen [140, 182], so daß eine unnötige Tieropferung durch eventuelle Fehler in der Versuchsplanung weitgehend vermieden werden konnte. Zur Überprüfung der Einheilungsdynamik wurden Diaphysenfragmente replantiert, da metaphysären tierexperimentellen Modellen oft der Vorwurf der zu starken knöchernen Regenerationsfähigkeit des metashysär-spongiösen Knochens gemacht wird [80]. Im diaphysären Rattenknochen findet sich hingegen fast ausschließlich Kortikalis, die,ähnlich wie beim Menschen, ein langsameres Regenerationsverhalten aufweist.

Die Form der Osteosynthese beruht auf der intramedullären Marknagelung nach Küntscher [175]. Es handelt sich dabei um ein seit 40 Jahren in der Klinik bewährtes Osteosyntheseverfahren. Da im Gegensatz zur klinischen Anwendung ein Aufbohren des Markraums nicht notwendig war und der Kirschner-Draht unter Wasserkühlung eingebracht wurde, ist eine wesentliche Schädigung der intramedullären endostalen Gefäßversorgung des Knochens nicht anzunehmen. Dennoch mußte zur Operation ein relativ großer Bereich der Tibia freipräpariert werden, so daß die periostale Gefäßversorgung wahrscheinlich geschädigt werden mußte.

Im Gegensatz zur humanen Marknagelung mußte die Rotationsstabilität nicht durch die Osteosynthese (Verriegelung) gewährleistet werden, da die Fibula bei der Ratte distal mit der Tibia verwachsen ist.

Das Transplantat war mit 7 mm relativ groß, es entsprach ca. 1/5 der gesamten Tibialänge. Auf den Menschen übertragen würde dies einem 5–8 cm langen Tibiasegment entsprechen. Ein solches großes, völlig denudiertes und zusätzlich durch verschiedene Maßnahmen in seinen Ultrastrukturen geschädigtes Knochentransplantat würde in der klinischen Anwendung sicherlich viele Monate brauchen bis es knöchern integriert und belastungsstabil würde. Da eine Entlastung oder Teilbelastung bei der Ratte nicht möglich ist, ist sicher ein Teil der knöchernen Komplikationen auf diese „zu frühe“ Vollbelastung zurückzuführen. Dennoch muß kritisch angemerkt werden, daß dieses Osteosyntheseverfahren insbesondere beim biomechanisch geschwächten Präparat eine gewisse Versagerquote verursacht. Dabei stellte sich speziell die mangelnde Verklemmung im distalen Tibiasegment als nachteilig heraus. Erst nachdem die Stabilität der Osteosynthese durch ein Gewinde in der Kirschner-Draht-Spitze verbessert werden konnte, zeigten sich bessere Ergebnisse. Bei ähnlichen Versuchen sollte dies a priori berücksichtigt werden. Die Stabilität in der proximalen Osteotomiestelle war jedoch in beiden Gruppen meistens gegeben, so daß diese zur vergleichenden Beurteilung in der Praxis verwendet werden konnte (Ausschlußkriterien s. 2.4.6).

Die Quantifizierung knöcherner Konsolidierungen ist experimentell wie klinisch schwierig. Bei der makroskopischen Auswertung sind die Röntgenbefunde sicher der klinischen Beurteilung am nächsten, hinreichende Schemata zur sicheren Einschätzung existieren jedoch nicht [22, 150]. Durch ein eigenes Schema wurde versucht, hier eine vergleichbare Ergebnisbeurteilung zu erreichen. Da im Vergleich mit den histologischen Befunden dabei weitgehende Übereinstimmung zu finden war, erwies sich dieses Schema als praktikabel.

Bei der histologischen Quantifizierung ist die Planimetrie knöcherner Neubildung im Lochdefekt statistisch gesehen die beste Methode. Wie oben ausgeführt ist jedoch im metaphysären Knochen die Regenerationsrate primär schon erhöht, zum 2. simulieren derartige Lochdefekte in keinster Weise die Bedingungen, wie sie bei einer Frakturheilung oder Osteosynthese vorgegeben sind. Eine maximale Stabilität und Durchblutung sind irreale Parameter, um knöchernes Einbauverhalten zu bewerten. Daher wurde in diesen Versuchen ein Operationsverfahren gewählt, das zwar schwerer zu quantifizieren ist, den klinischen Gegebenheiten jedoch am nächsten kommt. Für eine statistische Auswertung ist die subjektive Art der Auswertung nicht geeignet. Außerdem ist die Anzahl der Versuchstiere zu niedrig. Die Auswertung muß daher als semiquantitative deskriptive Methode gesehen werden.

Bei der Überprüfung der Gewebereaktionen zeigten sich rein klinisch keine Abstoßungsreaktionen. Die histologische Aufarbeitung wies zwar makrozytäre und lymphozytäre Infiltrationen auf, diese sind jedoch wahrscheinlich im Rahmen der ebenfalls feststellbaren Resorptionsvorgänge notwendig. Die lediglich bei der bestrahlten Gruppe feststellbare Reaktionslosigkeit im histologischen Bild könnte evtl. Hinweis für eine etwas verzögert einsetzende Immunantwort und Resorption des Transplantats sein. Andererseits zeigen die Langzeitergebnisse gerade bei den bestrahlten Präparaten ein gutes Ergebnis, so daß ein Umbau und Anschluß an den Wirtsknochen sicher nachweisbar waren.

Zusammenfassend ergaben die Kurzzeitversuche weder klinisch noch histologisch einen Hinweis dafür, daß die desinfizierten Transplantate einer Abstoßungsreaktion unterworfen wurden.

Bei der Auswertung der Langzeitpräparate fiel auf, daß die chemisch behandelten Transplantate insgesamt ein gutes Einbauverhalten aufwiesen. Unter Beachtung der Diffusionsversuche mit dem niedrigviskosen und leichtmolekularen Äthanol muß jedoch angezweifelt werden, ob die höher molekularen und visköseren Desinfektionsmittel wie THF und PVJ überhaupt eine vollständige Penetration des kortikalen Transplantats in 24 h erreicht hatten. Wenn es jedoch nur zu einer oberflächlichen Diffusion gekommen war, so könnten mögliche schädigende Wirkungen der Chemikalien in der Tiefe des Transplantats nicht zur Wirkung kommen. Es verhält sich dann wie ein unbehandeltes Kontrollpräparat. Die guten Ergebnisse unterstützen diese Annahme, obwohl die rasterelektronischen und biomechanischen Befunde keine stärkeren Einbußen nach chemischer Behandlung nachweisen konnten. Dies könnte jedoch ebenfalls ein Effekt der mangelnden Penetration sein.

Im Gegensatz dazu ist aufgrund der Vorversuche bei der thermischen und radioaktiven Behandlung von einer vollständigen Durchdringung des gesamten Transplantats auszugehen. Dabei unterstützen die Ergebnisse der biomechanischen und ultrastrukturellen Untersuchungen die hier gewonnenen histologischen Befunde.

Bei den thermischen Verfahren zeigten sich über 100 °C, sowohl hinsichtlich der Stabilität wie der Zerstörung der Kollagenfibrillen, die gravierendsten Veränderungen im Transplantat. Diese Strukturveränderungen spiegelten sich auch in den Ergebnissen wieder. Es zeigte sich, daß die autoklavierten und gekochten Präparate die schlechtesten Ergebnisse aufwiesen. Lediglich die Präparate, die sowohl lyophilisiert als auch bestrahlt wurden, wiesen ähnlich schlechte Resultate auf.

Dennoch kommt es zu einer verzögerten Einheilung der autoklavierten oder gekochten Präparate. Dies bestätigen auch die oben aufgeführten Erfahrungen. Zur Interpretation dieser Ergebnisse müssen nochmals die grundsätzlichen Theorien über die Ein- und Umbaumechanismen allogener avitaler Knochentransplantate überdacht werden. Nachdem rasterelektronenmikroskopisch nachgewiesen wurde, daß die kollagenen Strukturen vollständig denaturiert waren und diese Eiweißausfällung aufgrund der Berechnungen zum Wärmedurchgang im Knochen sowie dem Nachweis der Testerregerinaktivierung im Knochen sicher das gesamte Transplantat betraf, müssen sämtliche osteoinduktiven Proteine im Transplantat zerstört worden sein. Da es dennoch zum knöchernen Umbau kommt, muß die Induktion hierfür vom verbliebenen Knochengerüst, also der anorganischen Matrix ausgehen. Hierdurch wäre ein indirekter Beweis zum Vorliegen der osteokonduktiven Wirkung des Transplantats erbracht. Dies hätte auch Auswirkungen auf die klinische Anwendung. Bei der Transplantation denaturierter Knochentransplantate müßte die knöcherne Architektonik der anorganischen Matrix möglichst erhalten bleiben. Es sollten demnach eher kleinere Blöcke oder Chips als gemahlene Spongiosa benutzt werden. Eine andere Interpretationsmöglichkeit wäre, daß die Osteoinduktion alleine vom Wirtslager unabhängig vom Transplantat ausgeht. Dies würde jedoch bedeuten, daß der Zustand des Transplantats, bzw. die Desinfektions- und Konservierungsmaßnahmen keinen Einfluß auf die biologische Wertigkeit hätten.

Das konnte jedoch durch die hier vorgelegte Arbeit, sowie durch viele andere Untersuchungen und klinische Anwendungen verschieden behandelter Transplantatformen widerlegt werden.

Die lyophyilisierten Präparate zeigten sowohl im radiologischen wie im histologischen Bild ein gutes Einbauverhalten. Auch Jonck et al. [148] und Munting et al. [217] konnten eine gute Einheilung lyophilisierten Knochens tierexperimentell nachweisen. Einschränkend muß jedoch festgestellt werden, daß die Lyophilisation ein Konservierungs- und kein Desinfektionsverfahren ist. Zwar konnte eine bakterielle Kontamination der lyophilisierten Präparate ausgeschlossen werden, der Beweis der Sterilität, insbesondere hinsichtlich von HIV, konnte bisher jedoch nicht erbracht werden. Eine generelle Empfehlung zur Anwendung in der Klinik kann daher aus den Ergebnissen nicht abgeleitet werden.

Die bestrahlten Präparate zeigten sowohl makro- wie mikroskopisch ein gutes Einbauverhalten. Devries et al. [69] stellten bereits 1955 fest, daß Hundeknochen, der mit

20 kGy bestrahlt wurde, eine gute Knochenneubildung zeigte. Bei der Aufarbeitung seiner Präparate wies er zwar eine erhaltene Trabekelstruktur, jedoch auch das Verschwinden der Osteozyten nach. Diese Beobachtungen konnten durch die hier vorgelegten REM-Untersuchungen weitgehend bestätigt werden. Somit wurden die klinischen Ergebnisse [69, 129, 171, 313] tierexperimentell belegt, stehen jedoch im Gegensatz zu den Ergebnissen von Ascherl [7], der eine erhebliche Schädigung der osteoinduktiven Potenz des bestrahlten (1,5 und 2,5 kGy) Präparats feststellte. Aufgrund der hier vorgelegten Untersuchungen zur Biomechanik sowie dem Nachweis nur geringer ultrastruktureller Veränderungen bestrahlter Präparate war ein gutes Ergebnis in der biologischen Wertigkeit des Transplantats zu erwarten.

Die schlechtesten Ergebnisse zeigten die Präparate, die bestrahlt und lyophilisiert wurden. Das Verfahren wurde gewählt, um einerseits eine sichere Sterilisierung, andererseits eine optimale Konservierung zu erhalten. Die thermische und radioaktive Behandlung haben das Transplantat jedoch so sehr geschädigt, daß die Einheilungsdynamik wesentlich gestört wurde. Diese Ergebnisse werden auch durch die Untersuchungen von Heiple et al. [125], Urist u. Hernandez [307], Munting et al. [217] und Devries et al. [69] bestätigt, die alle eine deutliche Minderung der Knochenneubildung nach Bestrahlung und Lyophilisation beobachteten. Dabei hatten Urist u. Hernandez [307] den Knochen noch zusätzlich demineralisiert. Die klinische Anwendung dieser Methode kann somit nicht empfohlen werden.

5 Zusammenfassung

Als Alternative zur kryokonservierten allogenen Knochentransplantation wurde die Möglichkeit der Transplantation sterilisierter und desinfizierter Knochentransplantate untersucht. Dazu wurden verschiedene chemische, physikalische und kombinierte Desinfektionsverfahren auf deren Wirksamkeit im Knochen und deren Auswirkungen auf die Stabilität und die Einheilungsdynamik im Tierexperiment überprüft.

Unter Berücksichtigung der speziellen Problematik der HIV-Übertragung mit dem Knochentransplantat wurde die chemische und radioaktive HIV-Inaktivierung gesondert überprüft. Dabei zeigte sich, daß eine HIV-Inaktivierung durch chemische Desinfektion im Knochen nicht möglich ist, da die Diffusion bzw. Penetration des Desinfektionsmittels durch spongiösen Knochen nur sehr langsam fortschreitet und mit einem deutlichen Konzentrationsabfall verbunden ist.

Äthanolkonzentrationsmessungen nach Diffusion durch spongiösen Knochen bestätigten die virologischen Ergebnisse, da eine für die Virusinaktivierung ausreichende Konzentration von Äthanol nicht nachgewiesen werden konnte. Höhermolekulare und -visköse Desinfektionsmittel hätten demzufolge eine noch schlechtere Penetrationsfähigkeit. Bei einer Penetration durch kortikalen Knochen wäre aufgrund der höheren Dichte die Diffusion noch langsamer. Somit ist eine sichere Erregerinaktivierung im Knochen durch chemische Desinfektion nicht möglich.

Bei der thermischen Erregerinaktivierung im Transplantat ist ebenfalls die Penetration, d.h. der Wärmedurchgang durch den Knochen wichtig. Dieser konnte experimentell bestätigt werden, so daß in Abhängigkeit von der Schichtdicke der Spongiosa und der Einheizzeit eine Erwärmung des Transplantats errechnet werden konnte. Dabei zeigte sich kein wesentlicher Unterschied der Wärmeleitfähigkeit zwischen humaner und tierischer Spongiosa. Bakteriologische Untersuchungen mit Testkeimen bestätigten durch deren Inaktivierung die berechnete Einwirktemperatur. Da HIV eine bekannte Inaktivierungstemperatur von 56–60 °C hat, ist die thermische Desinfektion gerade für diesen „Problemerreger“ eine ideale Maßnahme. Zur Sterilisation der Knochentransplantate müssen Temperaturen von 100 °C bzw. eine Autoklavierung mit 134 °C eingesetzt werden. Diese hohen Temperaturen führen jedoch zu einer erheblichen Schädigung des Transplantats hinsichtlich seiner Stabilität, Denaturierung der Proteinstrukturen und der Einheilungsdynamik. Unter steriler Entnahme der Knochentransplantate im Operationssaal kommen jedoch regulär nur vegetative Erreger als Kontaminationskeime in Betracht, die eine Inaktivierungstemperatur von 80 °C haben. Die mikro- und makromorphologischen Strukturveränderungen des Transplantats sind bei 80 °C wesentlich geringer als bei Temperaturen über 100 °C. Für die klinische Anwendung würde dies bedeuten, daß nach Erhitzung der Knochentransplantate auf 80 °C lediglich das hitzebeständigere Hepatitis-B-Virus durch serologische Untersuchung des Spenders ausgeschlossen werden müßte, um das Transplantat freizugeben. Bei der Erhitzung größerer Knochenblöcke (> 30 mm) im Wasserbad muß jedoch mit einer relativ langen Erwärmungszeit (> 30 min) gerechnet werden. Dabei kommt es auch zu Problemen bei der homogenen Aufheizung des Knochenblocks.

Die Bestrahlung von Knochentransplantaten bereitet hinsichtlich der Penetration, insbesondere bei der γ-Strahlung, keine Probleme. Die Untersuchungen zeigen, daß bereits zur HIV-Inaktivierung relativ hohe Dosen von 15 kGy benötigt werden, zur Sterilisation muß eine Dosis von 25 kGy zur Wirkung kommen. Dabei kommt es zu Einbußen in der Stabilität der Transplantate und beginnenden Veränderungen der Ultrastrukturen der Kollagenfibrillen. Diese sind jedoch nicht so ausgeprägt, wie nach thermischer Behandlung bei Temperaturen über 100 °C. Im Tierexperiment zeigen die bestrahlten Präparate eine gute Einheilungsdynamik, die qualitativ etwa der mit 80 °C behandelten Gruppe entsprach.

Der Nachteil der Transplantatbestrahlung besteht darin, daß die benötigten hohen Dosen von in den Kliniken am Patienten eingesetzten Bestrahlungsanlagen in akzeptabler Zeit nicht erbracht werden können, so daß eine Erschwernis in der Knochenbanklogistik durch An- und Abtransport resultiert. Durch den Nachweis, daß auch die Präparate mit maximaler Zerstörung der Proteinstrukturen tierexperimentell und nach klinischer Erfahrung einheilen, muß die Frage der osteokonduktiven Wirkung der anorganischen Transplantatmatrix erneut gestellt werden. Wenn nicht das Wirtslager alleine durch seine osteoinduktive Potenz für den Umbau des Transplantats verantwortlich ist, so muß von der knöchernen Matrix des Transplantats selber eine osteogenetische Wirkung ausgehen. Daher sollten die Ergebnisse dieser Untersuchungen auch Anlaß sein, grundsätzliche Vorstellungen zur Einheilung avitaler Knochentransplantate nochmals zu überdenken.

Literatur

1. Ackermann W, Taillard W (1977) Transplantation von konservierter, homogener Spongiosa. Z Orthop 115:679
2. AIDS-Forschung (1991) Bericht des AIDS-Zentrums des Bundesgesundheitsamtes über aktuelle epidemiologische Daten. AIFO 11:624
3. AIDS Informationen für Klinik und Praxis über HIV und andere Retroviren (1991) AIDS in Zahlen 3:23
4. Albrektsson T, Lindner L (1981) Intravital, long-term follow-up of autologous experimental bone grafts. Arch Orthop Trauma Surg 98:189
5. American Association of Tissue Banks (1991) Standards for tissue banking. Addendum CI.330, May, 1991
6. Annersten S (1940) Experimentelle Untersuchungen über die Osteogenese und die Biochemie des Frakturkallus. Acta Chir Scand 84:60
7. Ascherl R (1986) Konservierte Transplantate in der Chirurgie von Knochen und Gelenken. Habilitationsschrift, München
8. Ascherl R, Morgalla M, Geißdörfer K, Schmeller ML, Langhammer H, Lechner F, Blümel G (1986) Experimentelle Untersuchungen und klinische Aspekte zur Kältekonservierung allogener Spongiosa. Orthopäde 15:22–29
9. Ascherl R, Schmeller ML, Geißdörfer K et al. (1987) Anwendung, Wertigkeit und Probleme allogener kältekonservierter Spongiosa. Klinische und experimentelle Untersuchungen. Hefte Unfallheilkd 189:906–912
10. Axhausen G (1907) Histologische Untersuchungen bei Knochentransplantationen am Menschen. Dtsch Z Chir 91:388
11. Axhausen W (1950) Experimentelle Untersuchungen zur Theorie der „induzierten“ Knochenneubildung (Levander). Langenbecks Arch Chir 266:381–398
12. Axhausen W (1952) Die Knochenregeneration, ein zweiphasiges Geschehen. Zentralbl Chir 77:435
13. Axhausen W (1953) Der biologische Wert kältekonservierter Knochentransplantate. Langenbecks Arch Klin Chir 273:856
14. Axhausen W (1954) Der biologische Wert heteroplastischer Knochentransplantate. Langenbecks Arch Klin Chir 279:48
15. Axhausen W (1962) Die Bedeutung der Individual- und Artspezifität der Gewebe für die freie Knochenüberpflanzung. Hefte Unfallheilkd 72
16. Bargel M, Schulze A (Hrsg) (1983) Werkstoffkunde. VDI, Düsseldorf, S 107 f
17. Barth A (1893) Über histologische Befunde nach Knochenimplantationen. Arch Klin Chir 46:409
18. Baschkirzew NJ, Petrow NN (1912) Beiträge zur freien Knochenüberpflanzung. Dtsch Z Chir 113:490
19. Bassett CAL, Packard AG (1959) A clinical assay of cathode ray sterilized cadaver bone grafts. Acta Orthop 28:198
20. Bauermeister A (1958) Experimentelle Grundlagen zum Aufbau einer neuen Knochenbank. Hefte Unfallheilkd 58
21. Bauermeister A (1961) Die Behandlung von Zysten, Tumoren und entzündlichen Prozessen des Knochens mit dem „Kieler Knochenspan“. Bruns Beitr Klin Chir 203:287–310
22. Beack G (1984) Kältekonservierte allogene Spongiosa – Klinische Ergebnisse und Erfahrungen mit „Bankknochen“. Dissertationsschrift, TU München

23. Beck EG, Schmidt P (1988) Verhütung und Bekämpfung von Infektionen und Kontaminationen. In: Beck EG, Schmidt P (Hrsg) Hygiene, Präventivmedizin. Enke, Stuttgart
24. Bernoulli C, Siegfried J, Baumgartner G, Regli F, Rabinowicz T, Gajdusek DC, Gibbs CJ jr (1977) Danger of accidental person-to-person transmission of Creutzfeldt-Jakob disease by surgery. Lancet I:478–479
25. BGA (1986) Empfehlungen des Bundesgesundheitsamtes. BGB1:21–22
26. Böhler J (1950) Die Knochenbank des Wiener Unfallkrankenhauses. Wien Klin Wochenschr 62:390–391
27. Börner M (1985) Experimentelle Grundlagen und klinische Erfahrungen bei der Anwendung allogener Spongiosa. Akt Traumatol 15:210–218
28. Bösch P, Litner F, Artes H, Brand G (1980) Experimental investigations of the effect of the fibrin adhesive on the Kiel heterologous bone graft. Arch Orthop Trauma Surg 97:177
29. Botzenhardt K, Thofern E (1988) Sterilisation und Desinfektion. In: Beck EG, Schmidt P (Hrsg) Lehrbuch der medizinischen Mikrobiologie. Enke, Stuttgart
30. Bright RW, Smarsh JD, Gambill VM (1987) Sterilization of human bone by irridiation. In: Friedlaender GE, Mankin HJ, Sell KW (eds) Osteochondral allografts, biology, banking and clinical applications. Little, Brown, Boston Toronto, pp 223–232
31. Brooks DB, Powell AE, Heiple KG, Herndon CH (1963) Immunological factors in homogenous bone transmission. J Bone Joint Surg [Am] 45:1617–1626
32. Bruch CW, Phillipps GO, Miller WS (1973) Sterilization of plastics: toxicity of ethylene oxide residues. In: Phillipps GB, Miller WS (eds) Industrial sterilization. Duke University Press, Durham
33. Buchholz W, Carlton A, Holmes R (1989) Interporous hydroxyapatite as a bone graft in tibial plateau fractures. Clin Orthop Relat Res 240:53–62
34. Buck BE, Malinin TI, Brown MD (1989) Bone transplantation and human immunodeficiency virus: an estimate of risk of acquired immunodeficiency syndrome (AIDS). Clin Orthop Relat Res 240:129–135
35. Buck BE, Resnick L, Shan SM, Malinin TI (1990) Human immunodeficiency virus cultured from bone. Clin Orthop 251:249–253
36. Bundesforschungsanstalt für Ernährung (1988) Die Strahlenkonservierung von Lebensmitteln. Mitteil über Ernährungsf BFE-M-06/3 3.Aufl
37. Bundesgesundheitsamt BGA (1986) Empfehlungen des Bundesgesundheitsamtes 29 Nr. 1. BGBl 359:21–22
38. Bundesgesundheitsamt (1987) Bundesgesetzblatt 30 Nr. 8
39. Burn CG (1934) Postmortem bacteriology. J Infect Dis 54:395
40. Burwell RG (1963) Inductive mechanisms of bone transplantation. Acta Orthop Scand 33:380–381
41. Burwell RG (1963) The fate of bone grafts. Acta Orthop Scand 33:380–381
42. Burwell RG (1963) Studies in the transplantation of bone. V. The capacity of fresh and treated homografts of bone to evoke transplantation immunity. J Bone Joint Surg [Br] 45:386–401
43. Burwell RG (1966) Studies in the transplantation of bone VIII. Treated composite homograft-autografts of cancellous bone. An analysis of inductive mechanisms in bone transplantation. J Bone Joint Surg [Br] 48:532–539
44. Burwell RG (1985) The function of bone marrow in the incorporation of a bone graft. Clin Orthop Relat Res 200:125–141
45. Burwell RG, Gowland G (1961) 54. Studies in the transplantation of bone. II. The changes occurring in the lymphoid tissue after homograft and autografts of fresh cancellous bone. J Bone Joint Surg [Br] 43:820
46. Burwell RG, Gowland G (1962) Studies in the transplantation of bone III. J Bone Joint Surg [Br] 44:131–148
47. Burwell RG, Gowland G, Dexter F (1963) Studies in the transplantation of bone VI. Further observations concerning the antigenicity of homologous cortical and cancellous bone. J Bone Joint Surg [Br] 45:597–608

48. Bush LF (1947) The use of homogenous bone grafts. A preliminary report on the bone bank. J Bone Joint Surg 29:620–628
49. Bush LF, Garber CZ (1948) The bone bank. JAMA 588:59–71
50. Bürkle de la Camp H (1953) Zur Pseudarthrosenbehandlung mit Knochenverpflanzungen. Helv Chir Acta 20:383
51. Bürkle de la Camp H (1954) Knochenkonservierung und Verwendung konservierten Knochens. Langenbecks Arch Klin Chir 279:26–37
52. Byers PD, Gray JC, Mostafa AGSA, Ali SY (1981) The healing of bone and articular cartilage. In: Glynn LE (ed) Tissue repair and regeneration. Elsevier, Amsterdam. pp 343–382
53. Carell A (1908) Results of the transplantation of blood vessels, organs and limbs. JAMA 51:1661
54. CDC (1988) Transmission of HIV through bone transplantation: case report and public health recommendations. MMWR 37:597–599
55. CDS (1987) Revision of the CDS surveillance case definition for aquired immunodeficiency syndrome. JAMA 258:1143–1154
56. Chalmers J (1959) Transplantation immunity in bone homografting. J Bone Joint Surg [Br] 41:160
57. Chalmers J, Weaver JK (1966) Cancellous bone: its strength and changes with aging and an evaluation of some methods for measuring its mineral content. An evaluation for some methods for measuring osteoporosis. J Bone Joint Surg [Am] 48:403–413
58. Charter DR, Hayes WC (1977) The compressive behaviour of bone as a two-phase porous structure. J Bone Joint Surg [Am] 59:954–962
59. Cloward RB (1980) Gas-sterilized cadaver bone grafts for spinal fusion operations. A simplified bone bank. Spine 5:4–10
60. Contzen H (1989) Knochentransplantation – Indikation und Technik. Unfallchirurg 15:184–188
61. Cooper DA, Gold J, Maclean P et al. (1985) Acute Aids retrovirus infection. Definition of a clinical illness associated with seroconversion. Lancet I:537–540
62. Cruz NI, Cestero HJ, Cora ML (1981) Management of contaminated bone grafts. Plast Reconstr Surg 68:411–414
63. Curtiss PH, Herndon CH (1955) Immunological factors in homogenous bone transplantation. I. Serological studies. Ann N Y Acad Sci 59:434
64. Czitrom AA, Axelrod T, Fernandes B (1985) Antigen presenting cells and bone allotransplantation. Clin Orthop Relat Res 197:27–31
65. Dahmen G, Koch W (1962) Histologische Untersuchungen über den Ein- und Umbau heterologer macerierter Knochenimplantate. Arch Orthop Unfallchir 54:139
66. Dalla Vedova R (1911) Di alcune ricerche sperimentali sultrapianto libero osteoarticolare. Policlinico Sez Chir 18:529
67. Dambe L, Saur K, Eitel F, Schweiberer L (1981) Morphologie der Einheilung von frischen autologen und homologen Spongiosatransplantaten in Diaphysendefekte. Unfallheilkunde 84:115
68. Deinhardt F, Eberle J, Gürtler L (1987) Sensitivity and specificity of eight commercial and one recombinant anti-HIV ELISA test. Lancet I:40
69. De Vries PH, Badgley Ce, Hartmann JT (1958) Radiation sterilization of homogenous bone transplants utilizing radioactive cobalt. A preliminary report. J Bone Joint Surg [Am] 40:187–203
70. Dolan CT, Brown AL jr, Ritts RE jr (1971) Microbiological examination of postmortem tissues. Arch Pathol 92:206–211
71. Doppelt SH, Tomford WW, Lucas AD, Mankin HJ (1981) Operational and financial aspects of a hospital bone bank. J Bone Joint Surg [Am] 53:1472–1481
72. Duesberg PH (1989) HIV und AIDS: Korrelation, aber nicht Ursache. AIFO 115–130
73. Duhamel du Monceau H (1742) Sur le development et la crue des os des animeaux. Mem Acad Roy Sci (Paris) 55:354
74. Ecke H (1967) Die Transplantation der Epiphysenfuge. Enke, Stuttgart

75. Ecke H, Rompel K, Grabow L (1964) Tierexperimentelle Untersuchungen zur Bestimmung der Qualität von Knochenspänen verschiedener biologischer Herkunft für Transplantationszwecke, II. Langenbecks Arch Chir 307:179–194
76. Editorial (1984) Needlestick transmission of HTLV-III from a patient infected in Africa. Lancet II:1376–1377
77. Ehrlich MG, Lorenz J, Tomford WW, Mankin HJ (1983) Collagenase in banked bone. Clin Orthop Relat Res 174:15–21
78. Eitel F, Schweiberer L (1983) Die Spongiosaplastik beim chronisch posttraumatischen Knochendefekt unter ausreichender Weichteildeckung. Orthopäde 12:183–192
79. Eitel F, Schweiberer L (1985) Die Revaskularisierung von Lager und Knochentransplantat. In: Wolter D, Jungbluth K-H (Hrsg) Wissenschaftliche Aspekte der Knochentransplantation. Springer, Berlin Heidelberg New York (Hefte Unfallheilkd 185)
80. Eitel F, Seiler H, Schweiberer L (1981) Vergleichende morphologische Untersuchungen zur Übertragbarkeit tierexperimenteller Ergebnisse auf den Regenerationsprozeß menschlichen Röhrenknochens. Unfallheilkunde 84:250–255
81. Eitel F et al. (1981) Bone regeneration in animals and in man. Arch Orthop Trauma Surg 99:56–64
82. Elves MW, Pratt LM (1975) The pattern of new bone formation in isografts of bone. Acta Orthop Scand 46:549
83. Elves MW, Salama R (1974) A study of the development of cytotoxic antibodies produced in recipients of xenografts (heterografts) of iliac bone. J Bone Joint Surg [Br] 56:331
84. Enneking WF (1962) Immunologic aspects of bone transplantation. South Med J 55:894
85. Erice A, Rhame F, Sullivan C, Dunn D, Jackson B, Balfour HH jr (1988) HIV infection in organ transplant recipients. IV. International Conference on AIDS. Book II Stockholm June 363
86. Evanoff J (1983) Sterilizing and preserving humane bone. AORN J 37.5:972–980
87. Ewers R, Wangerin K (1986) The autoclaved autogenous reimplant, an immediately replaced, mineral frame, J Maxillofac Surg 14:138–142
88. Faupel L (1985) Durchblutungsdynamik autologer Rippen- und Beckentransplantate in Korrelation zur Histomorphologie (tierexperimentelle Langzeitversuche). Habilitationsschrift, Gießen
89. Faupel L, Kunze K (1986) Einheilungsdynamik defektüberbrückender Rippenspäne (Korrelation der Durchblutung und der Histomorphologie). Hefte Unfallheilkd 181:269–271
90. Favero MS (1985) Sterilization, Disinifection and antisepsis in the hospital. In: Lennette EH, Balows A, Hausler jr WJ, Shadomy HJ (eds) Manual of clinical microbiology. Am Ass Microbiology, Washington DC, pp 129–137
91. Fitzgerald RH, Peterson LSA, Washington II JA, van Scoij RE, Coventry ME (1973) Bacterial colonization of wounds and sepsis in total hip arthroplasty. J Bone Joint Surg [Am] 55:1242–1250
92. Flourense P (1842) Recherches sur le developpement des os et des dents. Annales du Museum d'Histoire naturelle
93. Förster W (1935) Eine Abänderung meiner Knochenwandbolzung. Zentralbl Chir 62:2193
94. Frangenheim H (1909) Experimentelle und klinische Erfahrungen über die Arthrodese durch Knochenbolzung. Langenbecks Arch Klin Chir 90:437
95. Friedlaender GE (1982) Current concepts review bone-banking. J Bone Joint Surg [Am] 64:307–311
96. Friedlaender GE (1983) Immune response to osteochondral allografts. Clin Orthop Relat Res 174:58–68
97. Friedlaender GE (1987) Bone banking. In support of reconstructive surgery of the hip. Clin Orthop Relat Res 225:17–21
98. Friedlaender GE, Mankin HJ (1981) Bone Banking: current methods and suggested guidelines. AAOS Instruct Course Lect 36–51

99. Gajdusek DC, Gibbs CJ, Asher DM et al. (1977) Precautions in medical care of, and handling materials from, patients with transmissible virus dementia (Creutzfeldt-Jakob disease). N Engl J Med 29:1253–1258
100. Galante J, Rostoker W, Radin EL (1970) Physical properties of trabecular bone. Calcif Tissue Res 5:236–246
101. Gallie WE (1918) The use of boiled bone in operative surgery. Am Orthop Surg 16:373
102. Gallwas HU (1989) Aktuelle Probleme in der Krankenhaushygiene einschließlich der AIDS-Problematik. Z Orthop 127:503–505
103. Glowacki J, Kaban LB, Murray JE, Folkman J, Mullikan JB (1981) Application of the biological principle of induced osteogenesis for craniofacial defects. Lancet 8227:959–962
104. Goldberg VM, Stevenson S (1987) Natural history of autografts and allografts. Clin Orthop Relat Res 225:7–15
105. Goldhaber P (1961) Osteogenic induction across millipore filters in vivo. Science 133:2065
106. Gollwitzer M (1986) Homologe Spongiosatransplantation. Akt Traumatol 16:153–157
107. Gotzen L, Baumgaertel F (1990) Distraktionsosteogenese nach Ilizarov mit dem Monofixateursystem und erste klinische Erfahrungen am traumatisierten Unterschenkel. Unfallchirurg 93:237–243
108. Graf R (1959) Gefäßversorgung alloplastischer Spongiosatransplantate und ihre Bedeutung. Bruns Beitr Klin Chir 198:390
109. Grob D (1989) Autologous Bone Grafts: Problems at the donator site. In: Aebi M, Regazzoni P (eds) Bone transplantation. Springer, Berlin Heidelberg New York, p 245
110. Grohé B (1899) Die Vita propria der Zellen des Periostes. Virchows Arch Pathol Anat 155:428
111. Gross AE, Lavoie MV, McDermott P, Marks P (1985) The use of allograft bone in revision of total hip arthroplasty. Clin Orthop Relat Res 197:115–122
112. Güntz E (1954) Über eine einfache Methode der Knochenkonservierung. Langenbecks Arch Chir 279:56–60
113. Haas SL (1928) A study of the viability of bone after removal from the body. Arch Surg 213–226
114. Haas SL (1957) The viability of preserved bone. Surg Gynecol Obstet 449–456
115. Haike J (1961) Erfahrungen mit der Knochenkonservierung in Palacos. Langenbecks Arch Chir 298:254–257
116. Haller A v (1763) Esperimenta de ossium formatione. Opera minora, Lausanne
117. Hanslik L (1971) Der klinische Wert des Knochentransplantates. Langenbecks Arch Chir 329:996–1003
118. Hansson TH, Keller TS, Panjabi MM (1986) A study of compressive properties of lumbar vertebral trabeculae: effects of tissue characteristics. Spine 11:56–62
119. Harding RL (1957) Replantation of the mandible in cancer surgery. Plast Reconstr Surg 19:373
120. Harding RL (1971) Replantation of the mandible in cancer surgery. Plast Reconstr Surg 48:586
121. Harrington KD, Johnston JC, Kaufer H, Luck JV, Moore TM (1986) Limb salvage and prosthetic joint reconstruction for low-grade and selected high-grade sarcomas of bone after wide resection and replacement by autoclaved autogenic grafts. Gen Orthop 211:180–214
122. Hayes WC, Carter DR (1976) Postyield behaviour of subchondral trabecular bone. J Biomed Mater Res 7:537–544
123. Heine B (1836) Über die Wiedererzeugung neuer Knochenmassen und Bildung neuer Knochen. J Chir Augenheilkd 24:513
124. Heinen IH, Dabbs GH, Mason HA (1949) The experimental production of ectopic cartilage and bone in the muscle of rabbits. J Bone Joint Surg [Am] 31:765
125. Heiple KG, Chase SW, Herndon CH (1963) A comparative study of the healing process following different types of bone transplantation. J Bone Joint Surg [Am] 45:1593–1616

126. Henderson MS (1936) The massive bone graft in ununited fractures. JAMA 107:1104
127. Hennings H, Smith HC, Colburn NH, Boutwell RK (1968) Inhibition of actinomycin D of DNA and RNA synthesis and of skin carcinogenesis initiated by 7,12-demethylbenzanthracene of B-propriolactone. Cancer Res 28:543–552
128. Herndon CH, Chase SW (1952) Experimental studies in the transplantation of whole joints. J Bone Joint Surg [Am] 34:564
129. Hernigou P, Delepine G, Goutallier D (1986) Massive freeze dried and irradiated bone allografts. Rev Chir Orthop 72:403–413
130. Hierholzer G, Zilch H (1980) Transplantatlager und Implantatlager bei verschiedenen Operationsverfahren. Springer, Berlin Heidelberg New York
131. Höntzsch D (1982) Einrichtung, Gebrauch und Vorteile einer Knochenbank. Krankenhausarzt 55:324–330
132. Huggins CB (1931) The formation of bone under the influence of epithelium of the urinary tract. Arch Surg 22:377
133. Hutschenreuter F (1972) Beschleunigte Einheilung von allogenen Knochentransplantaten durch Präsensibilisierung des Empfängers und stabile Osteosynthese. Langenbecks Arch Klin Chir 331:321–343
134. Idelberger KH (1956) Knochenkonservierung in Palavit und durch Gefriertrocknung. Z Orthop 87:69–71
135. Ilizarov GA (1989) The tensionstress effect on the genesis and growth of tissue: Part I. Influence of stability of fixation and soft-tissue preservation. Clin Orthop 238:249
136. Ilizarov GA (1989) The tension-stress effect on the genesis and growth of tissue: Part II. The influence of the rate and frequency of distraction. Clin Orthop 239:263
137. Illgner A (1987) Organisation der Knochenbank. Hefte Unfallheilkd 185:305–311
138. Imagawa DT, Lee MH, Wolinsky SM et al. (1989) Human immunodeficiency virus type 1 infection in homosexual men who remain seronegative for prolonged periods. N Engl J Med 320:1458–1462
139. Inclan A (1942) The use of preserved bone graft in orthopaedic surgery. J Bone Joint Surg [Am] 24:81
140. Jahn K (1980) Die Einheilung allogener Compacta nach Vorbehandlung des Empfängers mit Knochengewebe (im Tierversuch). Nova Acta Leopoldina [Suppl] 12:1–207
141. James JIP (1953) Tubercolosis transmitted by bone bank. J Bone Joint Surg [Br] 35:578
142. Jensen TT (1987) Rhesus immunization after bone allografting. A case report. Acta Orthop Scand 58:584
143. Jerosch J, Castro WHM, Granrath M, Rosin H (1990) Knochenbanken in der BRD. Ergebnisse einer Befragung. Unfallchirurg 93:334–338
144. Johnson CA, Brown BA, Lasky CL (1985) Rhesus immunization caused by osseous allograft. N Engl J Med 312/2:121
145. Johnson EE, Urist MR, Finerman GAM (1988) Bone morphogenic protein augmentation-grafting of resistant femoral nonunions. Clin Orthop 230:257–265
146. Johnston JO, Harris TJ, Alexander CE, Alexander AH (1986) Limb salvage procedure for neoplasms about the knee by spherocentric total knee arthroplasty and autogenous autoclaved bone grafting. Clin Orthop 211:180–214
147. Joller-Jemelka H, Grob PJ (1987) HIV-Serologie in der Frühphase einer HIV-Infektion. Schweiz Med Wochenschr 117:23–28
148. Jonck LM, Ashby, Raubenheimer E (1981) Allogenic bone transplantation. SA Med J 19:453–457
149. Judet H (1908) Essai sur la greffe des tissues articulaires. C R Acad Sci (Paris) 146:193
150. Kalbe R (1980) Die Transplantation von allogener, kältekonservierter Hüftspongiosa. Grundlagen, Indikationen, Technik und Ergebnisse. Dissertation, Hochschule Hannover
151. Kasperczyk WJ, Sturm J, Verhagen W, Flik J, Tscherne H (1990) AIDS-Problematik in der Unfallchirurgie. Unfallchirurg 93:89–95
152. Katthagen BD (1986) Knochenregeneration mit Knochenersatzmaterialien. Hefte Unfallheilkd 178:1–166
153. Kirkup JR (1965) Traumatic femoral bone loss. J Bone Joint Surg [Br] 47:106–110

154. Klen R (1975) Comparison of some properties of tissue grafts sterilized by cold shock and ionizing radiation. In: Radiosterilization of medical products. Int Atomic Energy Agency, Vienna
155. Knaepler H (1988) In Brennpunkt: Die AIDS-Problematik in der Unfallchirurgie am Beispiel der allogenen Knochentransplantation. Unfallmed Tagung Mainz 1988. Gewerbl Berufsgen 69:303–319
156. Knaepler H, Ennis M, Sangmeister M, Lorenz W, Gotzen L (1988) Studienprotokoll für eine randomisierte, kontrollierte, klinische Studie zum Vergleich des Einbauverhaltens autoklavierter und allogener Spongiosa bei Oberschenkelfrakturen. Arbeitstag Chir AG Klin Stud. Düsseldorf 9 (im Druck)
157. Knaepler H, Ascherl R, Kretschmer V (1990) Immunisierung gegen Blutgruppenantigene durch allogene Knochentransplantation. Chirurg 61:830–832
158. Knaepler H, Koch F, Haas H, Püschel HU, Bugany H (1990) Untersuchungen zur Knochensterilisation und Knochendesinfektion. In: Burri C, Neugebauer R (Hrsg) Infektion von Knochen und Gelenken. Aktuelle Probleme in Chirurgie und Orthopädie. Huber, Bern
159. Knaepler H, Laubach S, Gotzen L (1990) Die Knochenbank – ein standardisiertes Verfahren? Chirurg 61:833–836
160. Knaepler H, Haas H, Püschel HU (1991) Biomechanische Eigenschaften thermisch und radioaktiv behandelter Spongiosa. Unfallchirurg 17:194–199
161. Knauß P (1981) Materialkennwert und Festigkeitsverhalten des spongiösen Knochengewebes am coxalen Human-Femur. Bio Tech 26:200–210
162. Knöfler EW (1976) Ergebnisse der homologen Knochentransplantation. Nova Acta Leopoldina 44:413
163. Koch MG (1987) AIDS – Vom Molekül zur Pandemie. Spektrum der Wissenschaft, Heidelberg
164. Köhler P, Kreicbergs A (1987) Incorporation of autoclaved autogenic bone supplement with allogenic demineralized bone matrix. Clin Orthop Relat Res 218:247–258
165. Köhler P, Kreicbergs A, Strömberg L (1986) Physical properties of autoclaved bone. Acta Orthop Scand 58:141–145
166. Köhler P, Glas JE, Iawson S, Kreicbergs A (1987) Incorporation of non viable grafts. Acta Orthop Scand 58:54–60
167. Kölbel R, Boenick V (1972) Mechanische Eigenschaften der Verbindung zwischen Spongiosem Knochen mit Polymethylacrylat bei statischer Belastung. Arch Orthop UnfallChir 73:89–97
168. Komender J, Komender A, Dziedzic-Goclawska A, Ostrowski K (1976) Radiation-sterilized bone grafts evaluated by electron spin resonance technique and mechanical tests. Transplant Proc 89:25–37
169. Koneman EW, Minkler TM, Shires DD (1971) Postmortem bacteriology: Selection of cases for culture. A J C P 55:17–23
170. Konrich S, Stutz L (1963) Die bakterielle Keimtötung durch Wärme, 2. Aufl. Enke, Stuttgart
171. Kouvalchouk JF, Paszkowski A (1986) Irradiation des homogreffes osseuses, leur utilisation après résection pour tumeur. Apropos de quatre observations. Rev Chir Orthop 72:93–401
172. Kreicbergs A, Köhler P (1989) Bone exposed to heat. In: Aebi M, Regazzoni P (eds) Bone transplant. Springer, Berlin Heidelberg New York Tokyo, pp 198–208
173. Kreuz FP, Hyatt CW, Turner TC, Bassett CAL (1951) The preservation and clinical use of freeze dried bone. J Bone Joint Surg [Am] 33:863–872
174. Krugmann S, Giles JP, Hammond J (1970) Hepatitis virus: effect of heat on the infectivity and antigenicity of the MS I and MS II strains. J Infect Dis 122/5:422–436
175. Küntscher G (1950) Die Marknagelung. Saenger, Berlin
176. Kuner E, Hendrich U (1984) Die allogene Knochentransplantation. Indikation – Konservierung – Ergebnisse. Chirurg 55:704–709

177. Kuner E, Keller H (1986) Knochenbank, Ausstattung, Gewebegewinnung, Kältekonservierung, Organisation, Sicherheit. Orthopäde 151:16–21
178. Kurth R, Werner A, Barrett N, Dorner F (1986) Stability and inactivation of the human immunodeficiency virus (HIV): a review. AIFO 11:601–608
179. Lacroix P (1947) Organizers and the growth of bone. J Bone Joint Surg 29:292
180. Lange M (1951) Orthopädisch-Chirurgische Operationslehre. Bergmann, München, S 76
181. Lentz W (1955) Die Grundlagen der Transplantation von fremdem Knochengewebe. Thieme, Stuttgart
182. Lenz E, Ascherl R, Knaepler H, Claudi B, Blümel G (1989) Eignet sich Autoklavierung zur Sterilisation von Bankknochen? Experimentelle Untersuchungen. Hefte Unfallheilkd 207:262
183. Levander G (1934) On the formation of new bone in bone transplantation. Acta Chir Scand 74:425–426
184. Levander G (1941) Über Knochenregeneration. Formulierung einer Fragestellung vom kausal-osteogenetischen Gesichtspunkt aus. Klin Wochenschr 20:40
185. Lexer E (1908) Über Gelenktransplantation. Med Klin 4:815
186. Lexer E (1911) Über freie Transplantationen. Langenbecks Arch Klin Chir 95:827
187. Lexer E (1924) Die freie Knochentransplantation. Enke, Stuttgart (Neue deutsche Chirurgie, 26b)
188. Lindahl O (1976) Mechanical properties of dried defatted spongy bone. Acta Orthop Scand 47:11–19
189. Lo Grippo GA, Burgess B, Teodoro R, Fleming JL (1957) Procedure for bone sterilization with beta-propriolactone. J Bone Joint Surg [Am] 39:1356–1364
190. Lord FC, Gebhardt MC, Tomford WW, Mankin HJ (1988) Infection in bone allografts. J Bone Joint Surg 70:369
191. Maatz R (1957) Der Tierspan in der Knochenbank. Dtsch Med J 8:190
192. Maatz R (1959) Klinische Erfahrungen mit dem eiweißarmen Tierspan. Langenbecks Arch Klin Chir 292:831
193. Maatz R (1963) Leistungen und Grenzen des Kieler Spanes. Fa. B. Braun, Melsungen (Med pharm Mitteilungen, Sonderheft 100)
194. Maatz R, Lentz W, Graf R (1952) Experimentelle Grundlagen der Transplantation konservierter Knochen. Langenbecks Arch Klin Chir 275:850
195. Maatz R, Lentz W, Graf R (1952) Die Knochenbildungsfähigkeit konservierter Späne. Ein Beitrag zur Knochenbank. Zentralbl Chir 277:1376
196. Macewen W (1881) Observations concerning transplantation on bone. Proc R Soc Lond 32:232
197. Maeda M, Bryant MH, Yamagata M, Li G, Earle ID, Chao Eys (1988) Effect of irradiation on cortical bone and their time-related changes. A biomechanical and histomorphological study. J Bone Joint Surg [Am] 70:392–399
198. Malinin TI, Martinez OV, Brown MD (1985) Banking of massive osteoarticular and intercalary bone allografts – 12 years experience. Clin Orthop Relat Res 197:44–57
199. Mandelkow HK, Stützle H, Hallfeldt KH, Kessler S (1988) Osteoinduktive Eigenschaften HIV-inaktivierter allogener Spongiosa. Hefte Unfallheilkd 207:264–265
200. Marchand F (1899) Zur Kenntnis der Knochentransplantation. Verh Dtsch Pathol Ges 2:368
201. Martin LS, Mc Dougal JS, Loskoski SL (1985) Disinifection and inactivation of the human T lymphotropic virus type III / lymphadenophathy-associated virus. J Infect Dis 152:400–403
202. Matti H (1919) Über die Behandlung von Pseudarthrosen mit Spongiosatransplantation. Schweiz Med Wochenschr 49:1254–1258
203. Matti H (1931) Über freie Transplantation von Knochenspongiosa. Langenbecks Arch Klin Chir 168:236
204. McElhaney RH (1970) A porous block model for cancellous bone. ASME 70-WA/DHF 2:1–9

205. Medawar PB (1944) The behaviours and fate of skin autografts and skin homografts in rabbits. J Anat 78:176
206. Meznik F, Salzer M, Kuntschik H (1971) Experimentelle Untersuchungen über die Wertigkeit homologer lyophilisierter und mit Kobalt 60 bestrahlter Knochenimplantate. Z Orthop 109:277–283
207. Milch RA, Rall DP, Tobie JE (1958) Fluorescence of tetracycline antibiotics in bone. J Bone Joint Surg [Am] 40:897–910
208. Minckler TM, Newell GR, O'Toole WF, Niwayama G, Levine PH (1968) Microbiology experiences in collection of human tissue. Am J Clin Pathol 45:85
209. Mischwidobadse MW (1975) Die Anwendung von unter nicht sterilen Bedingungen gewonnenen Knochen in der Orthopädie und Traumatologie. Beitr Orthop Traumatol 22:323–330
210. Mittelmeier H, Katthagen BD (1983) Klinische Erfahrungen mit Collagen-Apatit-Implantation zur lokalen Knochenregeneration. Z Orthop 121/1:115
211. Mittelmeier H, Katthagen BD (1984) Neue Wege des Knochenersatzes. Orthop Prax 20:389
212. Mölling K (1989) Genanalyse ohne Gentechnik. Eine neue Methode revolutioniert die medizinische Diagnostik. Dtsch Ärztebl 86:1587–1590
213. Moeschlin S (1986) Klinik und Therapie der Vergiftungen. Thieme, Stuttgart New York
214. Mohan S, Linkhart T, Farley J, Baylink D (1984) Bone-derived factors active on bone cells. Calcif Tissue Int 36:139–145
215. Mosekilde LI, Viidik A, Mosekilde LE (1985) Correlation between the compressive strength of iliac and vertebral trabecular bone in normal individuals. Bone 6:291–295
216. Mosekilde LI, Mosekilde LE, Danielson CC (1987) Biomechanical competence of vertebrale trabecular bone in relation to ash density and age in normal individuals. Bone 8:79–85
217. Munting E, Wilmart JF, Wijne A, Hennebert P, Delloye C (1988) Effect of sterilization on osteoinduction. Acta Orthop Scand 59:34–38
218. Najariam JS (1962) Mechanism of homograft rejection. Plast Reconstr Surg 39:359
219. Nakahara T, Dilger A (1909) Subcutane und intramusculäre Knochenneubildung durch Injektion bzw. Implantation von Periostemulsionen. Bruns Beitr Klin Chir 63:235
220. Niwa S, Sawai K, Takahashi S, Tagai H, Ono M, Fukuda Y (1980) Experimental studies on the implantation of hydroxylapatite in the medullary canal of rabbits. First World Biomaterials Congress Baden
221. Obata K (1914) Über Transplantation von Gelenken bei jüngeren Tieren, mit besonderer Berücksichtigung des Verhaltens des Intermediärknorpels. Beitr Pathol Anat 59:1
222. Oberdalhoff H (1947) Zur Frage der Knochenneubildung. Chirurg 17/18:123
223. Oest O (1975) Mechanische Tragfähigkeit zwischen Knochen und Knochenzementen. In: Oest O, Müller K, Hupfauer W (Hrsg) Die Knochenzemente. Enke, Stuttgart
224. O'Leary RK, Watkins WD, Guess WL (1969) Comparative chemical and toxicological evaluation of risidual... ethylene oxide in sterilized plastics. J Pharm Sci 58:1007–1010
225. Ollier L (1867) Traité experimental et clinique de la régénération des os. Mason, Paris
226. Orell S (1951) Bone regeneration and treatment in osteosynthesis. J Intern Chir 11:1–19
227. Osborn JF, Weiss T (1979) Hydroxyapatitkeramik – ein knochenähnlicher Biowerkstoff. Schweiz Monatsschr Zahnheilkd 88:1166
228. Ostrowski K (1968) Free radicals in bone grafts sterilized by ionizing radiation. Sborn Ved Prac Lek Fak Karlov Univ Suppl 561–563
229. O'Toole WF, Saxena HMK, Golden A (1965) Studies of postmortem microbiology using sterile autopsy technique. Arch Pathol 80:540–547
230. Paley D, Catagni MA, Argnani F, Villa A, Benedetti GA, Cataneo R (1989) Ilizarov treatment of tibial nonunions with bone loss. Clin Orthop 241:146
231. Pauwels F (1965) Gesammelte Abhandlungen zur funktionellen Anatomie des Bewegungsapparates. Springer, Berlin Heidelberg New York
232. Pelker RR, Friedlaender GE, Markham TC (1983) Biomechanical properties of bone allografts. Clin Orthop Relat Res 174:54–57

233. Phemister DB (1914) The fate of transplanted bone and regenerative power of its various constituents. Surg Gynecol Obstet 19:303
234. Phemister DB (1935) Treatment of ununited fractures by onlay bone grafts without screw or tie fixation and without breaking down of the fibrous union. J Bone Joint Surg [Am] 33:946
235. Popkirov S (1981) Entnahme autologer Knochentransplantate und gleichzeitiger Ersatz des Donorknochendefektes. Zentralbl Chir 106:455
236. Prolo DJ, Oklund SA (1987) Sterilization of bone by chemicals. In: Friedlaender GE, Mankin HJ, Sell KW (eds) Osteochondral Allografts. Little & Brown, Boston Toronto
237. Prolo DJ, Pedrotti PW, White DH (1980) Ethylene oxide sterilization of bone, dura mater, and fascia lata for human transplantation. Neurosurgery 6:529–539
238. Pschyrembel W (1972) Klinisches Wörterbuch. de Gruyter, Berlin
239. Rahn BA, Perren SM (1971) Xylenolorange, a fluorochrome useful in polychrome sequential labelling of calcifying tissue. Stain Technol 46:125–129
240. Rahn BA, Perren SM (1975) Die mehrfarbige Fluoreszenzmarkierung des Knochenanbaus. Chem Rundschau 28:12–85
241. Raisz LG, Kream BE (1983) Regulation of bone formation. N Engl J Med 309:29–34
242. Ranki A, Valle SL, Krohn M et al. (1987) Long latency precedes overt seroconversion in sexually transmitted human-immunodeficiency-virus infection. Lancet I:589–593
243. Ray RD, Sabet TY (19639 Bone grafts; cellular survival versus induction: an experimental study. J Bone Joint Surg [Am] 45:337
244. Ray RD, Degge J, Gloyd P, Mooney G (1952) Bone regeneration. An experimental study of bone-grafting materials. J Bone Joint Surg [Am] 34:638
245. Reddiu AH, Anderson WA (1976) Collagenous bone matrix – induced endochondral ossification and hemopoiesis. J Cell Biol 69:557–572
246. Reesink HW, Huisman JG, Gonslves M et al (1986) Evaluation of six enzyme immunoassays for antibody against human immunodeficiency virus. Lancet II:483–486
247. Reynolds FC, Oliver DR (1949) Clinical evaluation of the merthiolate bone bank. J Bone Joint Surg [Am] 31:792
248. Richtlinien der deutschen Gesellschaft für Hygiene und Mikrobiologie (1987) VII Liste der DGHM, vom 31.03.1987 92-W
249. Rieger HJ (1987) Zur Frage der Zulässigkeit einer routinemäßigen HIV-Serologie. DMW 112:113–114
250. Ritter U (1956) Testversuche zur Frage der Eiweißkonservierung als Grundlage für Fremdgewebetransplantationen am Menschen. Chirurg 27:114
251. Roesgen M (1989) Verfahrensweisen der freien autogenen Spongiosaplastik. Akt Chir 24:95
252. Roesgen M (1990) Die Regenerationsfähigkeit des Beckenkammes nach Spongiosaentnahme beim Menschen – Induktion durch Phosphatkeramiken? Teil I. Unfallchirurgie 16/5:258–265
253. Roesgen M (1991) Die Regenerationsfähigkeit des Beckenkammes nach Spongiosaentnahme beim Menschen – Induktion durch Phosphatkeramiken? Teil II. Unfallchirurgie 17/1:44–59
254. Rogge D, Hesse W, Zech G, Tscherne H (1977) 5 Jahre Erfahrungen mit der Knochenbank. Vortrag: 94. Tagung der Deutschen Gesellschaft für Chirurgie München. Langenbecks Arch Chir 345:627
255. Rogge D, Hock J, Kalbe P, Tscherne H (1987) Überbrückung langstreckiger Knochendefekte. Hefte Unfallheilkd 179:180–190
256. Rogge D, Wilke R, Waidt P (1987) Tierexperimentelle Untersuchungen zur Wertigkeit von Antigenitätsdifferenzen bei der Spongiosatransplantation. Hefte Unfallheilkd 181:180–190
257. Roggendorf M (1988) Virusinfektion durch Übertragung von Blut und Plasmaprodukten. In: Maas G (Hrsg) Virussicherheit von Blut, Plasma und Plasmaprodukten. Springer, Berlin Heidelberg New York Tokyo, S 12–22

258. Rosin A, Freiberg H, Zajicek G (1963) The fate of rat bone marrow, spleen and periosteum cultivated in vivo in the diffusion chamber, with special reference to bone formation. Exp Cell Res 29:176
259. Roth H (1952) Die Konservierung von Knochengewebe für Transplantationen. Wien, Springer
260. Rübsamen-Waigmann H, Becker WB, Helm EB, Brodt R, Fischer, Henco K, Brede HD (1986) Isolation of variants of lymphocytopathic retroviruses from the peripheral blood and cerebrospinal fluid of patients with ARC or AIDS. J Med Virol 19:335–344
261. Rüter A, Brutscher R (1989) Die Ilizarov-Kortikotomie und Segmentverschiebung zur Behandlung großer Tibiadefekte. Operat Orthop Traumatol 1:90
262. Sailer HF (1983) Transplantation of lyophilized cartilage in maxillo facial surgery. Karger, Basel
263. Salama R (1983) Xenogeneic bone grafting in humans. Clin Orthop 174:113
264. Saltykow S (1909) Über Replantation lebender Knochen. Beitr Pathol Anat 45:440
265. Sangmeister M, Knaepler H, Ennis M, Kleinsorge F (1989) Der allogene Knochenblock – Anwendungsprinzip und Behandlungsresultate. Hefte Unfallheilkd 207:447
266. Sangmeister M, Knaepler H, Ennis M, Laubach S (1989) Indikation und Ergebnisse der Rekonstruktion knöcherner Defekte mit autoklaviertem Knochen. 27. Jahrestagung der dtsch Ges für Plastische- und Wiederherstellungschirurgie, Hannover (im Druck)
267. Sautin EN (1963) Sterilization of bony tissue by Co 60 gamma rays. Radiobiology (New York) 3:621–625
268. Scheuner G, Hutschenreuter J (1972) Polarisationsmikroskopie in der Histophysik. Thieme, Leipzig
269. Schilling H, Nockemann PF (1962) Histologische Betrachtungen über tierexperimentelle und klinische Erfahrungen mit einem heteroplastischen Kochenmaterial. Unfallheilkunde 65:227
270. Schütze E (1961) Zwölfjährige Erfahrungen mit dem ausgekochten homoplastischen Knochenspan. Langenbecks Arch Klin Chir 198:249–254
271. Schwarz N et al. (1988) Irradiation-sterilization of rat bone matrix gelatin. Acta Orthop Scand 59:165–167
272. Schweiberer L (1970) Experimentelle Untersuchungen von Knochentransplantationen mit veränderter und mit denaturierter Knochengrundsubstanz. Hefte Unfallheilkd 103:1–70
273. Schweiberer L (1971) Neuere Ergebnisse zur Knochenregeneration und ihre klinische Bedeutung. Langenbecks Arch Chir 329:986
274. Schweiberer L, Hallfeldt K, Mandelkow H (1986) Osteoinduktion. Orthopäde 15:3–9
275. Schweiberer L, Hallfeldt K, Mandelkow J (1987) Pathophysiologie der Knochentransplantation: Grundlagen und klinische Anwendung. Hefte Unfallheilkd 179:160–170
276. Schweinsburger FB, Sylvester EM (1953) Bacteriology of the healthy experimental animal. Proc Soc Exp Biol Med 82/52:527–531
277. Segmüller G (1967) Spongiosaregeneration in der Milliporekammer. Helv Chir Acta 34:5
278. Seipp HM (1991) Thermodynamische und biomechanische Untersuchungen an Spongiosablöcken der Spezies Mensch und Schwein. Inauguraldissertation, Marburg
279. Sijbrandij S (1978) Resection and reconstruction for bone tumours. Acta Orthop Scand 49:249–254
280. Smith WS, Simon MA (1975) Segmental resection for chondrosarcoma. J Bone Joint Surg [Am] 57:1097–1103
281. Spence KF, Bright RW, Fitzgerald SP, Sell KW (1976) Solitary unicameral bone cyst: Treatment with freezedried crushed cortical bone allograft. J Bone Joint Surg [Am] 58:636
282. Spire B, Barré-Sinoussi F, Montagnier L, Chermann JC (1984) Inactivation of lymphadenopathy-associated virus by chemical disinfections. Lancet II:899–901
283. Spire B, Dormont D, Barré-Sinoussi F, Montagnier L, Chermann JC (1985) Inactivation of lymphadenophathy-associated virus by heat, gamma rays, and ultraviolet light. Lancet I:188–190

284. Stringa G (1957) Studies on the vascularisation of bone grafts. J Bone Joint Surg [Br] 39:395
285. Strömberg L, Dalén N (1976) Experimental measurement of maximum torque capacity of long bones. Acta Orthop Scand 47:257–263
286. Struppler V (1952) Zur Behandlung der chronischen Osteomyelitis. Langenbecks Arch Klin Chir 272:454–460
287. Struppler V (1953) Versuche zur Behandlung der chronisch-eitrigen Osteomyelitis mit Auskochung der befallenen Knochenabschnitte. Langenbecks Arch Klin Chir 273:800–804
288. Stürmer KM, Ullrich D (1980) Die Bedeutung der quantitativen Bildanalyse für die Beurteilung von Knochentransplantaten und Transplantatlager. In: Hierholzer G, Zilch H (Hrsg) Springer, Berlin Heidelberg New York
289. Sultan NN (1962) Über die Einpflanzung von toten Knochen in indifferente Weichteile, allein oder in Verbindung mit Periost. Verh Dtsch Ges Chir (31. Congr) 1:56
290. Suzuki HR, Mathews A (1960) Two-color fluorescent labeling of mineralizing tissue with tetracycline and fluorescan. Stain Techn 41:57–60
291. Taylor GJ, Miller GDH, Ham FJ (1975) The free vascularised bone graft. Plast Reconstr Surg 55:533
292. Termine JD, Kleinmann HK, Whitson SW, Conn KM, Mc Garvey ML, Martin GR (1981) Osteonectin, a bone-specific protein linking mineral to collagen. Cell 26:99–105
293. Thielemann FW, Schmidt K, Koslowski L (1982) Osteoinduction part II: purification of the osteoinductive activities of bone matrix. Arch Orthop Trauma Surg 100:73–78
294. Thielemann FW, Alexa M, Schmidt G (1982) Matrix-induced intramembraneous osteogenesis. In: Silbermann M, Slavkin HC (eds) Current advances in skeletogenesis, developmental, biomineralization, mediators and metabolic dis. Exerpta Medica, Amsterdam, pp 66–73
295. Thompson VP, Steggall CT (1956) Chondrosarcoma of the proximal portion of the femur treated by resection and bone replacement. J Bone Joint Surg [Am] 39:357–367
296. Tomford WW, Starkweather R, Goldman H (1981) A study of clinical incidence of infection in the use of banked allograft bone. J Bone Joint Surg [Am] 63:244–248
297. Tomford WW, Doppelt SH, Mankin HJ, Friedlaender GE (1983) 1983 bone bank procedures. Clin Orthop 174:15
298. Tomford WW, Ploetz JE, Mankin HJ (1986) Bone allografts of femoral heads: procurement and storage. J Bone Joint Surg [Am] 68:534–537
299. Tomford WW, Mankin HJ, Friedlaender GE, Doppelt SH, Gebhardt MC (1987) Methods of banking bone and cartilage for allograft transplantation. Orthop Clin North Am 18:241–247
300. Tomita CH (1908) Experimentelle Untersuchungen über Knochentransplantation. Virchows Arch Pathol Anat 191:80
301. Trentz O (1986) Transplantation von Knochen bei aseptischen traumatischen und posttraumatischen Zuständen. Orthopädie 15:36–41
302. Triantafyllou N (1975) The mechanical properties of the lyophylized and irradiated bone grafts. Acta Orthop Belg 41 (Suppl):35–44
303. Trubnikov VF, Bitschuk DD (1977) Primary alloplasty with formalinized bone grafts in extensive diaphyseal gunshot defects of the femur. Orthop Traumatol Protez 10:48–52
304. Trueta J (1963) The role of the vessels in osteogenesis. J Bone Joint Surg [Br] 45:402
305. Tuli SM, Singh AD (1978) The osteoinductive property of decalcified bone matrix. J Bone Joint Surg [Br] 60:116–123
306. Urist MR (1970) The substratum for bone morphogenesis. Dev Biol Suppl 4:125–163
307. Urist MR, Hernandez A (1974) Excitation transfer in bone. Arch Surg 109:486–493
308. Urist MR, Strates BS (1971) Bone morphogenic protein. J Dent Res 50:1392–1394
309. Urist MR, MacDonald NS, Jowsey J (1958) The function of the donor tissue in experimental operations with radioactive bone grafts. Ann Surg 147:129
310. Urist MR, Dowell TA, Itay DH, Strates BS (1968) Inductive substrates for bone formation. Clin Orthop Relat Res 59:59–65

311. Urist MR, Mikulski A, Boyd SD (1975) Chemosterilized antigenextracted autodigested alloimplant for bone banks. Arch Surg 110:416–428
312. Urist MR, Nillsson OS, Hudak R, Huo YK, Rasmussen J, Hirota W, Lietze A (1985) Immunologic evidence of a bone morphogenetic protein in milieu intérieur. Ann Biol Clin 43:755–766
313. Uyttendaele D, De Schryver A, Claessens H, Roels H, Berkvens P, Mondelaers W (1988) Limb conservation in primary bone tumours by resection, extracorporeal irradiation and re-implantation. J Bone Joint Surg [Br] 70:348–353
314. van Dijk BA, Stassen J, Kunst VAJM, Slooff TJJH, van Horn JR (1988) Rhesus immunization after bone allografting. Acta Orthop Scand 59:482
315. van Meekeren J (1668) Heel- en geneeskonstige aanmerkingen. Commelijn, Amsterdam
316. Veihelmann D (1974) Einrichtung und Betrieb einer Knochenbank. Akt Traumatol 4:61–66
317. Versen R von, Starke R (1989) The peracetic acid/low pressure cold sterilization – A new method to sterilize corticocancellous bone and soft tissue. Z Exp Chir Transplant Künstliche Organe 22:18–21
318. Versen R von, Starke R, Hackensellner HA (1984) Experimentelle Untersuchungen zur Entkeimung von Transplantationsmaterial mit Peressigsäure. Z Exp Chir Transplant Künstliche Organe 17:254–258
319. Vitalli HP (1966) Unterschiede der Einheilung von Knochen bei sofortiger und verzögerter Transplantation. Langenbecks Arch Chir 316:926–929
320. Wagner M, Pesch HJ (1989) Autoklavierte Knochenspäne beim Prothesenwechsel an der Hüfte. Orthopäde 18:463–467
321. Wallhäuser G (1987) Praxis der Sterilisation – Desinfektion – Konservierung. Thieme, Stuttgart
322. Walter PH v (1821) Wiedereinheilung der bei der Trepanation ausgebohrten Knochenscheibe. J Chir Augenheilkd 2:571
323. Wangerin K, Ewers R, Kestel M (1985) Interactions of bone resorption and bone synthesis using an autoclaved bone graft. Prog Clin Biol Res 187:343–351
324. Wangerin K, Ewers R, Wottge HU, Randzio G (1986) The autoclaved autogenous bone graft as a re-implant. J Maxillofac Surg 14:132–137
325. Weiland AJ, Moore JR, Daniel RK (1983) Vascularised bone autografts: experience with 41 cases. Clin Orthop 174:87
326. Wientroub S, Reddi AH (1988) Influence of irradiation on the osteoinductive potential of demineralized bone matrix. Calcif Tissue Int 42:255–260
327. Willerstaedt H, Levander G, Hult L (1950) Studies in osteogenesis. Acta Orthop Scand 19:419
328. Williams G (1964) Experiences with boiled cadaveric cancellous bone for fractures of long bones. J Bone Joint Surg [Br] 46:398–403
329. Wilson PD (1947) Experiences with a bone bank. Ann Surg 126:932
330. Wilson WR, Dolan CT, Washington JA (1972) Clinical significance of postmortem cultures. Arch Pathol 94:244–249
331. Wissenschaftlicher Beirat der Bundesärztekammer (1990) Richtlinien zum Führen einer Knochenbank. Dtsch Ärztebl 87:41–45
332. Wolff J (1863) Die Osteoplastik in ihrer Beziehung zur Chirurgie und Physiologie. Langenbecks Arch Klin Chir 4:183–294
333. Wrede L (1909) Experimente zur Frage der Gelenktransplantation. Verh Dtsch Ges Chir 38 (Congr 1):238
334. Zeichhardt H, Scheiermann N, Spicher G, Deinhardt (1987) Stabilität und Inaktivierung des HIV. Bundesgesundhbl 30:172–177
335. Zöfel P (1985) Statistik in der Praxis. Fischer, Stuttgart

Sachverzeichnis

Anhang

Neukonstruktion des Thermoinkubators

Nach Abschluß der Untersuchungen wurde ausgehend von dem Experimentalmodell des Thermoinkubators ein neues Gerät für den täglichen, praktischen Einsatz unter Operationsbedingungen entwickelt. Dabei sollte das neue Modell möglichst einfach in seiner Bedienbarkeit sein, keine bewußten oder unbewußten Manipulationen am Desinfektionsbetrieb gestatten und mit einem automatischen Fehlererkennungs- und Meldesystem ausgestattet sein. Grundlegende Unterschiede im Vergleich zum Experimentalmodell bestehen in:

- Verwendung eines geschlossenen Transplantatbehälters aus Kunststoff, der sowohl eine Wärmedesinfektion des Knochens bei 80 °C als auch die anschließende Tiefkühlung bei – 80 °C zuläßt. Umständliche Verpackungsarbeiten mit zusätzlichem Kontaminationsrisiko nach dem Desinfektionsprozeß entfallen dadurch. Der Behälter enthält einen integrierten Magnetrührer zum besseren Wärmeausgleich im Desinfektionsmedium sowie einen Gummistopfen im Gefäßdeckel zur sterilen Entfernung der Flüssigkeit nach der Wärmebehandlung.
- Erwärmung der Transplantate im neuen Transplantatbehälter durch ein Aluminiumheizrohr mit integriertem elektronischem Magnetrührer. Dadurch wird die Verwendung eines externen Warmwasserkreislaufs überflüssig. Somit konnte das neue Gerät wesentlich kompakter in seinen Abmessungen und sicherer in seinem Betriebsablauf gestaltet werden.
- Verlagerung der programmierbaren Systemsteuerung in das Geräteinnere. Auf diese Weise sind bewußte oder versehentliche Änderungen der Programmierung von Solltemperatur und Prozeßzeit ausgeschlossen. Die Bedienungselemente konnten so auf einen Start-/Stop-Schalter reduziert werden.
- Durch farbige Signalleuchten und Piktogramme an der Gerätefrontplatte wird der Benutzer ständig über den Aktivitätszustand des Gerätes unterrichtet.
- Über ein akustisches und optisches Warnsystem wird der Benutzer über Störungen im Prozeßablauf informiert. Durch Ausrüstung des Heizrohrs mit einem Temperaturfühler und einer Federschaltung wird das Einsetzen und die Herausnahme des Transplantatbehälters in das Heizrohr registriert. Eine Unterbrechung des laufenden Desinfektionsprozesses durch Entfernen des Transplantatbehälters wird so erkannt und über das Warnsystem gemeldet. Außerdem wird ein Über- oder Unterschreiten der Solltemperatur registriert und gemeldet. Gravierende Störungen im Desinfektionsablauf führen automatisch zum Prozeßabbruch.
- Einbau eine dreistelligen Digitaldisplays, welches bei jedem Desinfektionsprozeß eine neue, dreistellige Transplantatidentifikationsnummer erzeugt.

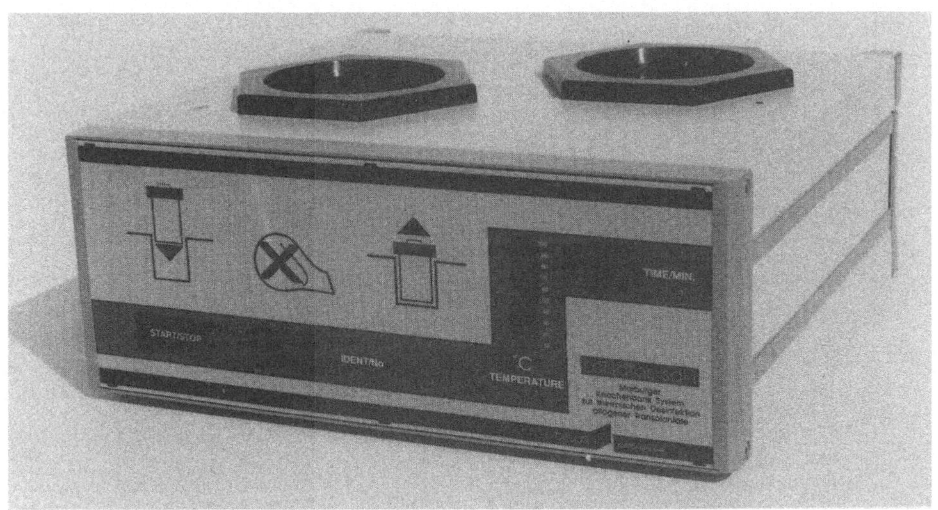

Abb. 1. Neukonstruierter Osteodesinfektor (Lobator-SD1, TELOS, Hungen-Obbornhofen) für den intraoperativen Betrieb

- Anbringen einer Kühlplatte mit integriertem Magnetrührer auf der Geräteoberfläche zur raschen Abkühlung der Transplantatbehälter.

Es erfolgte die thermophysikalische Überprüfung des neuentwickelten Desinfektionssystems an 50 humanen Hüftköpfen. Nach Optimierung der Aufheizkinetik wurden

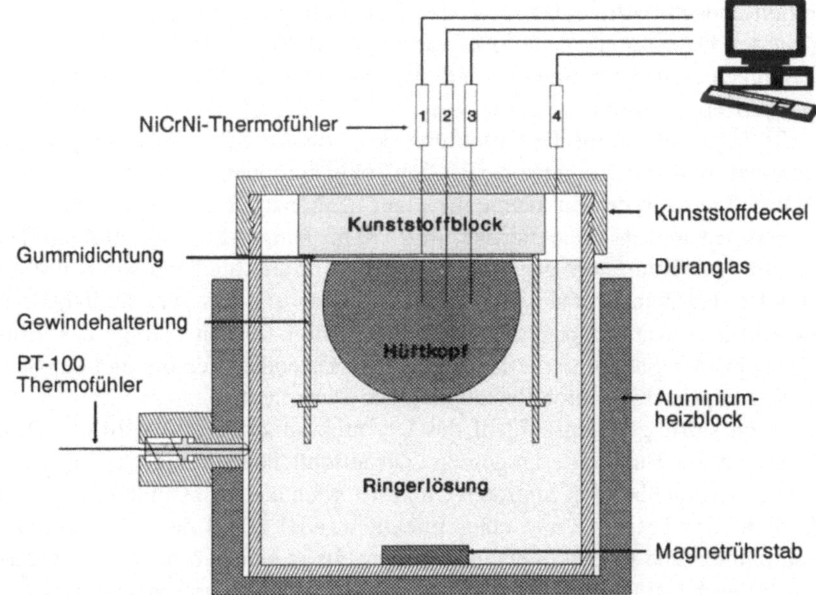

Abb. 2. Versuchsaufbau zur Ermittlung der Erwärmungskurven humaner Hüftköpfe mit dem Osteodesinfektor

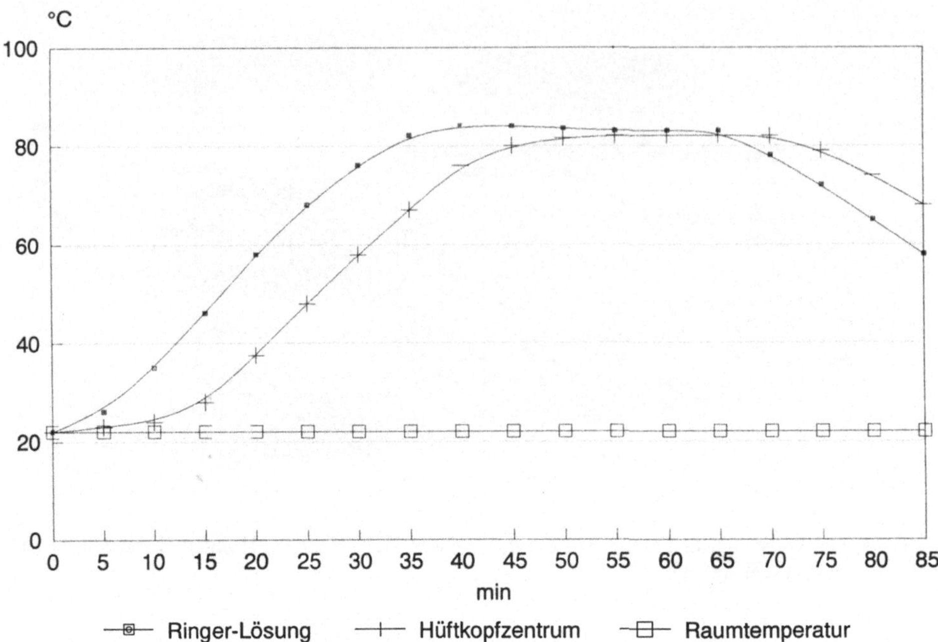

Abb. 3. Beispiel für den Wärmeverlauf im Innern eine Hüftkopfes bei Behandlung im Lobator SD-1

die Erwärmungskurven im Inneren der Hüftköpfe über Temperaturmikrosensoren ermittelt und mit Hilfe eines speziellen Datenerfassungsprogramms auf einem PC ausgewertet. Dabei ergaben sich Aufheizzeiten auf 80 °C zwischen 40 und 55 min in Abhängigkeit vom Durchmesser und von der Knochendichte der Hüftköpfe. Die Gesamtprozeßzeit konnte so auf 60 min plus 30 min Abkühlphase festgesetzt werden.

Es folgte die klinische Erprobung des Lobator SD-1 im intraoperativen Einsatz während totalendoprothetischer Hüftgelenkoperationen. Dabei werden die Hüftköpfe unmittelbar nach der Entnahme mit einer neukonstruierten, sphärischen Knorpelfräse entknorpelt und in einen sterilen, mit 350 ml Ringer-Lösung gefüllten Transplantatbehälter aus Kunststoff gelegt. Das Gefäß wird anschließend sofort mit einem ebenfalls sterilen Kunststoffdeckel fest verschlossen und aus dem sterilen Operationsfeld an einen Operationsspringer abgegeben. Durch diesen erfolgt das Einsetzen des Transplantatbehälters in die Heizmulde des Osteodesinfektors und der Start des Desinfektionsprozesses durch Bestätigung des Startschalters.

Nach störungsfreiem Ablauf des Desinfektionsprozesses wird das Desinfektionsgefäß auf die Kühlplatte umgesetzt. Zur abschließenden mikrobiologischen Untersuchung werden über den zentralen Gummistopfen auf dem Gefäßdeckel mit Hilfe einer sterilen Einwegspritze und einer Injektionsnadel 20 ml der Desinfektionsflüssigkeit entnommen und in Portionen zu 10 ml jeweils in eine aerobe und eine anaerobe Blutkulturflasche eingefüllt. Diese Flaschen werden bakteriologisch ausgewertet. Nach Entnahme der bakteriologischen Proben wird der Rest der Desinfektionsflüssigkeit über ein Transferset aus dem Transplantatbehälter entfernt und verworfen. Die über das Digitaldisplay des Osteodesinfektors angezeigte Transplantatidentifikationsnummer wird mit Hilfe eines wasserunlöslichen Stiftes auf dem Transplantatbehälter angebracht. Anschließend wird das Desinfektionsgefäß in den klinikeigenen Tiefkühlfroster gebracht und bei einer Temperatur von – 80 °C tiefgefroren. Zur Dokumentation und Transplantatidentifikation sind spezielle Dokumentationsbögen entwickelt worden.

Während der nunmehr über 1jährigen Anwendungszeit des Lobator SD-1 im intraoperativen Routinebetrieb in verschiedenen Kliniken bei über 500 Transplantaten traten keine Störungen in der Gerätetechnik oder im Prozeßablauf auf.

Lobator sd-1

Marburger Knochenbank-System zur thermischen Desinfektion allogener Transplantate

nach H. Knaepler, T. von Garrel

- ***HIV- SICHERHEIT***
- **Inaktivierung Human-Pathogener Viren**
- **Inaktivierung vegetativer bakterieller Infektionserreger**
- **Hohe biomechanische und biologische Wertigkeit des Transplantates**
- **Einfache, intraoperative Anwendung**
- **Geschlossenes System ohne Rekontaminationsgefahr**

Funktionen zur Bedienung des Lobator sd-1

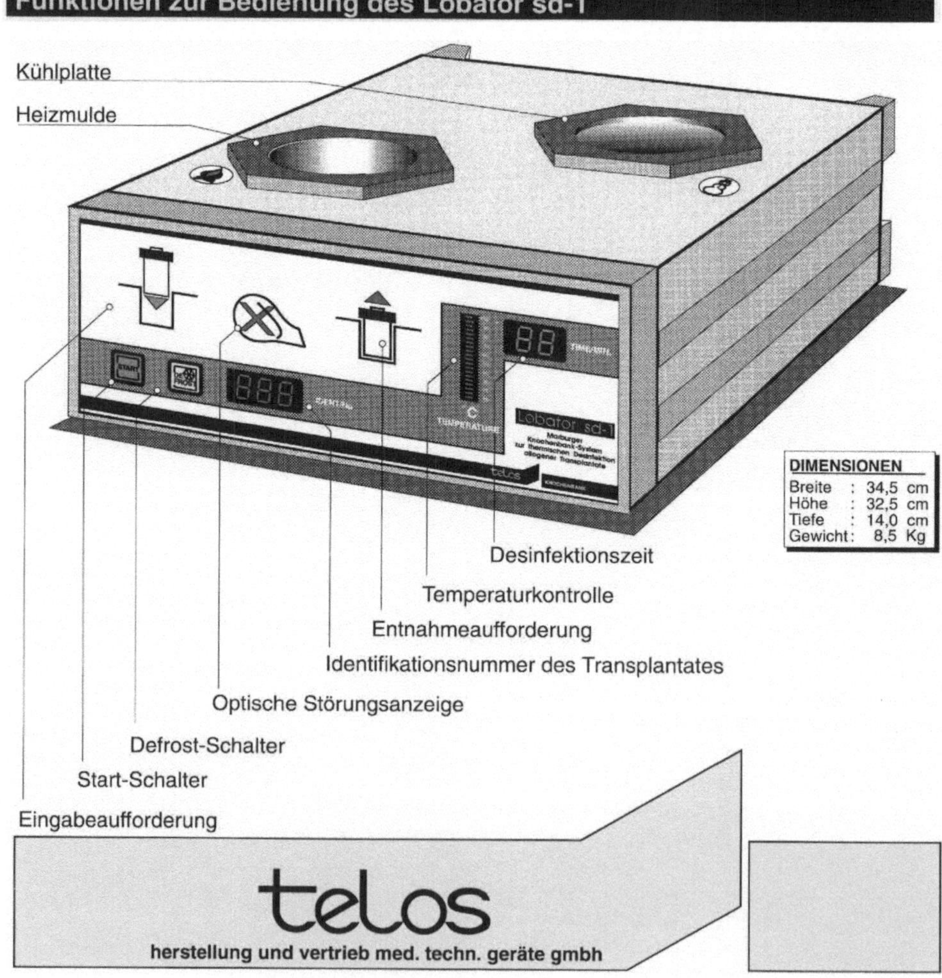

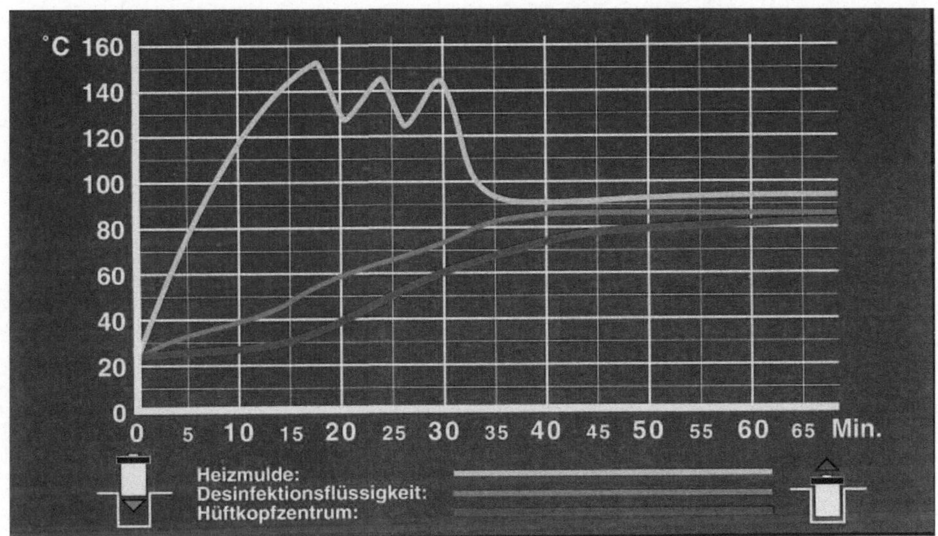

Exemplarischer Verlauf des Desinfektionsprozesses eines großen, entknorpelten Hüftkopfes mit einem Durchmesser von 52 mm

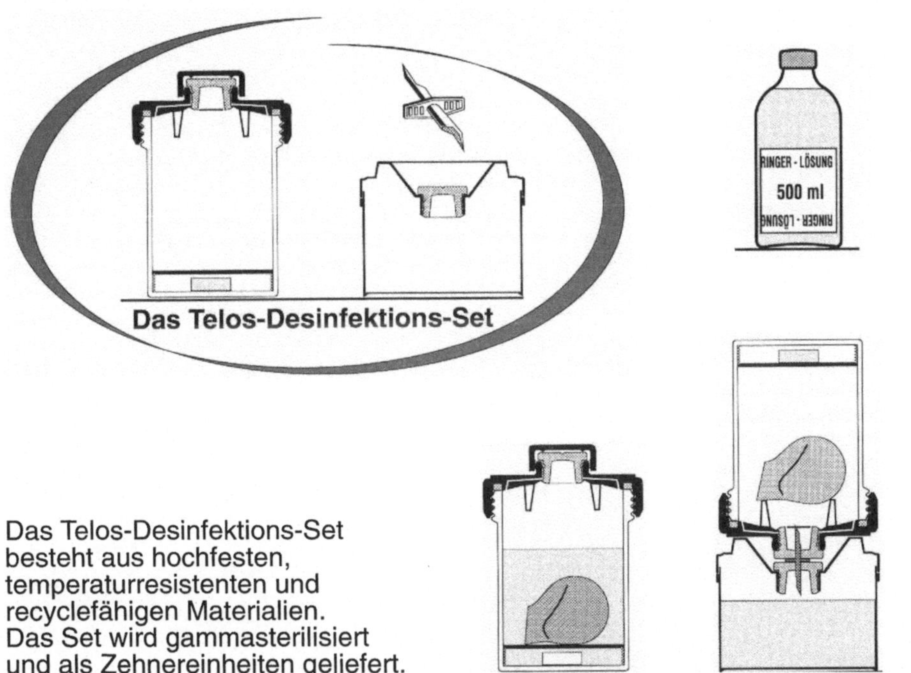

Das Telos-Desinfektions-Set besteht aus hochfesten, temperaturresistenten und recyclefähigen Materialien. Das Set wird gammasterilisiert und als Zehnereinheiten geliefert.

Vorbereitung zur Desinfektion

Entsorgung der Flüssigkeit

Springer-Verlag und Umwelt

Als internationaler wissenschaftlicher Verlag sind wir uns unserer besonderen Verpflichtung der Umwelt gegenüber bewußt und beziehen umweltorientierte Grundsätze in Unternehmensentscheidungen mit ein.

Von unseren Geschäftspartnern (Druckereien, Papierfabriken, Verpackungsherstellern usw.) verlangen wir, daß sie sowohl beim Herstellungsprozeß selbst als auch beim Einsatz der zur Verwendung kommenden Materialien ökologische Gesichtspunkte berücksichtigen.

Das für dieses Buch verwendete Papier ist aus chlorfrei bzw. chlorarm hergestelltem Zellstoff gefertigt und im pH-Wert neutral.